RECUEIL

D'OBSERVATIONS, MÉMOIRES

RAPPORTS ET DOCUMENTS

SUR LE TRAITEMENT DES

MALADIES DE POITRINE

AU MOYEN DES

HYPOPHOSPHITES

D'APRÈS LES DOCTEURS

BARELLA, BERCHON, BOUGARD, CAMPBELL, CHAILLOU, COTTON, DEFORCHAUX, DENOBÈLE, DICKSON, EDMAY, FELDMANN, GALVEZ, GOMEZ, HART, HESLOP, LERIVEREND, MAESTRE DE SAN JUAN, PARIGOT, PFEIFFER, REINVILLIER, SAINT-LÉGER, SANTA-MARIA, STONE, TAYLOR, THOROWGOOD, TIRIFAHY, VAN HOLSBECK, VINTRAS ET WILSON.

Par J.-F. CHURCHILL, D. M. P.

PARIS
ALEXANDRE COCCOZ, LIBRAIRE-ÉDITEUR
30, RUE DE L'ÉCOLE-DE-MÉDECINE ET COUR DU COMMERCE, 32.

1866

MALADIES DE POITRINE

DU MÊME AUTEUR.

De la cause immédiate de la phthisie pulmonaire et des maladies tuberculeuses, et de leur traitement spécifique par les hypophosphites, d'après les principes de la médecine stœchiologique. Deuxième édition, 1 vol. in-8° de près de 1000 pages. Paris, Victor Masson et fils, 1864.

Du moyen de prévenir la phthisie par l'emploi des hypophosphites. Paris, 1859.

On the Prevention of Consumption by the use of the hypophosphites. London, 1859.

Recherches sur le traitement des maladies respiratoires, de nature non tuberculeuse.

Essai d'une pathologie et d'une thérapeutique stœchiologiques.

D'un nouveau mode de traitement des maladies organiques du cœur et des gros vaisseaux.

PARIS. — IMP. V. GOUPY, RUE GARANCIÈRE, 5.

RECUEIL

D'OBSERVATIONS, MÉMOIRES,

RAPPORTS ET DOCUMENTS

SUR LE TRAITEMENT DES

MALADIES DE POITRINE

AU MOYEN DES

HYPOPHOSPHITES

D'APRÈS LES DOCTEURS

BARELLA, BERCHON, BOUGARD, CAMPBELL, CHAILLOU, COTTON, DEFORCHAUX, DENOBÈLE, DICKSON, EDMAY, FELDMANN, GALVEZ, GOMEZ, HART, HESLOP, LERIVEREND, MAESTRE DE SAN JUAN, PARIGOT, PFEIFFER, REINVILLER, SAINT-LÉGER, SANTA-MARIA, STONE, TAYLOR, THOROWGOOD, TIRIFAHY, VAN HOLSBECK, VINTRAS ET WILSON.

par J.-F. CHURCHILL, D. M. P.

PARIS

ALEXANDRE COCCOZ, LIBRAIRE-ÉDITEUR

30, rue de l'École de Médecine, et cour du Commerce, 32

1866

TRAITEMENT

DES

MALADIES DE POITRINE

AU MOYEN DES HYPOPHOSPHITES

PREMIÈRE PARTIE

I

INTRODUCTION

Lorsque, en 1857, dans un mémoire lu devant l'Académie de médecine à sa séance du 21 juillet, j'annonçai ma découverte d'un remède spécifique de la phthisie pulmonaire, cette assertion ne rencontra qu'une incrédulité complète. La plupart de ceux qui expérimentèrent la nouvelle médication ne le firent qu'avec le parti pris de ne pas réussir. On nia résolûment tout ce que j'avais avancé : l'action des hypophosphites sur l'économie, leur influence sur les symptômes de la maladie, leur effet curatif.

Aujourd'hui tout cela est changé. Non-seulement les hypophosphites ont conquis dans la thérapeutique une place qui va grandissant chaque jour, mais leur action thérapeutique et curative contre la phthisie n'est plus contestée. On ne discute plus que sur les limites de leur efficacité ; chacun, comme il est naturel, fondant son opinion, à cet égard, sur le plus ou moins de succès de sa propre pratique.

Il y a trois ans, je m'exprimais à ce sujet de la manière suivante dans mon livre : *Sur la cause immédiate de la phthisie pulmonaire* (1) : « Je ne saurais espérer que tant de solutions nouvelles, portant sur des questions jusqu'ici controversées ou réputées insolubles, soient accueillies de prime abord par mes confrères, ni surtout par les corporations médicales, avec cette indépendance d'esprit que demanderait l'examen de sujets aussi graves et d'une si haute importance sociale. L'histoire même de l'art médical montre qu'il n'en peut être ainsi, et fait voir que la complexité des questions en litige permet en médecine, plus facilement encore que dans les autres sciences, aux passions, aux préjugés et aux intérêts personnels d'opposer aux vérités nouvelles une hostilité, d'autant plus puissante qu'elle se masque plus facilement sous des dehors scientifiques. La découverte du remède spécifique de la phthisie n'a pu échapper à cette épreuve. Comme toutes les découvertes qui l'ont précédée, elle n'arrivera aux intelligences qu'après s'être fait jour à travers les préjugés et les passions. Tout indique cependant que la pé-

(1) *De la cause immédiate de la phthisie pulmonaire et des maladies tuberculeuses, et de leur traitement spécifique par les hypophosphites, d'après les principes de la médecine stœchiologique.* 1 vol. in-8, de près de 1000 pages. Paris, Victor Masson et fils, 1864.

riode d'épreuve sera moins longue et moins difficile à traverser que par le passé. Le corps médical n'a jamais, à aucune époque, renfermé autant d'hommes sincèrement désireux d'initier ou de seconder les progrès de leur art, et de lui ôter ainsi le reproche d'être seul stationnaire et stérile dans un temps où tout est mouvement ou progrès. D'ailleurs, un fait d'où dépend directement l'existence d'un huitième de l'espèce humaine, une question dont la solution est un résultat de vie ou de mort pour un tiers de la population adulte, une pareille question ne saurait, quoi qu'on fasse, être condamnée à huis-clos, sans débats, ou étouffée entre les battants de la porte. Aujourd'hui, toute application scientifique arrivée à sa pleine maturité échappe forcément, comme fait pratique, à l'appréciation exclusive des hommes du métier; elle entre dans la somme des connaissances générales et usuelles qui constituent le domaine intellectuel de tous les esprits cultivés. Du reste, la limite d'efficacité des préparations de *phosphore oxydable* contre la phthisie, les caractères de leur action et la règle de leur emploi se trouvent dès à présent établis sur des conditions nettes et positives, de sorte que le résultat du traitement d'un cas donné peut être prévu et déterminé par un clinicien, *maître du procédé technique*, avec autant d'exactitude qu'une expérience délicate et compliquée de chimie ou de physiologie. D'où il suit, que toute expérimentation thérapeutique sur la guérison de la phthisie par les hypophosphites faite en dehors des conditions que j'ai établies, est, *en tant qu'elle donne des ré-*

sultats négatifs, nulle et non avenue. Il faut que la clinique et la thérapeutique sortent enfin de la région nébuleuse et incertaine des opinions individuelles et des affirmations personnelles pour entrer dans la sphère des faits impersonnels, constants et positifs. C'est sur ce terrain d'une thérapeutique exacte et rationnelle que je convie les observateurs jaloux d'avancer l'honneur et l'utilité d'une des plus nobles comme elle est une des plus difficiles de toutes les sciences. A côté d'esprits prévenus, routiniers, sceptiques et insouciants, la profession médicale renferme aujourd'hui une foule d'intelligences fatiguées de la stérilité prétentieuse et tyrannique des écoles dominantes, honteuses de voir la médecine se traîner encore dans l'ornière des méthodes que toutes les sciences constituées ont délaissées. C'est aux intelligences de cette trempe que j'adresse ce livre, c'est d'elles que j'espère le concours indispensable à l'éclaircissement de tant de questions qui se rattachent à cette œuvre, et dont la science et l'humanité attendent également la solution. »

Ces prévisions sont aujourd'hui en voie de se réaliser complétement. Malgré les difficultés inhérentes à la solution d'une question aussi complexe, chaque jour voit croître le nombre des médecins qui se servent de ma découverte et qui se rapprochent de mes doctrines. Il me serait déjà presque impossible de citer les noms de tous ceux dont j'ai reçu l'adhésion, mais j'ai cru qu'il serait utile, dès à présent, de recueillir et de résumer les principaux travaux et les opinions des médecins les plus compétents sur ma découverte, ainsi que les appréciations des organes les plus influents de la presse médicale.

Comme il est indispensable pour la *complète* efficacité des hypophosphites qu'ils soient administrés d'une manière exacte et scientifique, j'ai jugé qu'il serait utile de reproduire ici les règles qui doivent en diriger l'emploi, ainsi que je les ai établies avec tous les développements nécessaires dans mon ouvrage sur *La cause immédiate de la phthisie pulmonaire* déjà mentionné. C'est parce que ces règles ont été ignorées ou mal appliquées par quelques-uns des observateurs cités plus loin, que les résultats obtenus ont quelquefois été incomplets. Il aurait été facile, à propos de chaque mémoire, d'indiquer les erreurs commises, mais, outre que je l'ai déjà fait pour plusieurs d'entre eux dans l'ouvrage que je viens de citer, l'état actuel de la thérapeutique ne comporte pas, de la part de la majorité des observateurs, cette rigueur et cette précision, à laquelle, de même que la chimie et la physiologie, elle arrivera un jour, et à laquelle je prétends l'avoir déjà portée pour l'emploi des hypophosphites. J'ai cru donc qu'il valait mieux laisser au temps et à l'expérience de chacun le soin de vérifier les détails de mon traitement, de même qu'ils en ont déjà établi le principe et les conséquences les plus importantes.

J.-F. Churchill.

Paris, le 17 septembre 1866.

II

DE LA CURABILITÉ DES MALADIES DE POITRINE PAR LES MOYENS ORDINAIRES.

Avant d'indiquer quelles sont les conditions nécessaires pour obtenir la guérison des maladies de poitrine par l'emploi des hypophosphites, je crois qu'il ne sera pas inutile de rappeler quels sont les principes universellement admis dans la science sur leur curabilité par les moyens ordinaires, en dehors de la médication que j'ai découverte. Cela est d'autant plus nécessaire que, depuis la publication de mes travaux sur ce sujet, un certain nombre d'individus font proclamer bien haut, dans différents pays, qu'ils ont découvert un moyen infaillible de guérir la phthisie. L'un prétend obtenir ce résultat par l'emploi d'inhalations ou d'inspirations de différentes substances ; un autre, par l'usage d'une farine tropicale dont il a seul le secret ; un autre donne, dans le même but, une prétendue quintessence d'huile de foie de morue ; un autre fait, à ce qu'il assure, des merveilles en réglant d'une manière rigoureuse toutes les conditions hygiéniques de ses malades et presque jusqu'à la manière de nouer leur cravate ; un autre tient ses patients dans une atmosphère et à une température particulières; un autre préconise avant tout le climat spécial de sa propre résidence, enfin un dernier emploie une médication extrêmement compliquée, qui a pour agent principal une poudre composée, d'apres lui, de substances inertes, mais dans laquelle on découvre de l'hypophosphite. Tous ces prétendus novateurs donnent à leurs malades les hypophosphites *déguisés*, tantôt sous une forme, tantôt sous une autre. Les résultats qu'ils obtiennent, et qu'ils ont soin d'exagérer énormément, ne tiennent pas à autre chose. Sans les hypophosphites, tous les moyens qu'ils préconisent et qui n'ont même pas le mérite de la nouveauté, ne produiraient rien de pareil, rien de plus que ce que l'on obtenait il y a dix ans avant la publication de ma découverte. C'est là une assertion que je n'avance qu'après l'avoir vérifiée par moi-même d'une manière complète et dans plusieurs cas par l'analyse chimique des prétendus nouveaux remèdes.

De pareils faits, du reste, n'ont rien de singulier ni de surprenant pour ceux qui connaissent l'histoire de la médecine. L'antimoine et le quinquina furent, après la découverte de leurs propriétés médicales, proscrits et prohibés par les corporations officielles, et pendant que la Faculté chassait de son sein les médecins qui osaient les prescrire, les charlatans et les médicastres en faisaient un secret et les employaient souvent avec succès. Aujourd'hui, le corps médical est trop éclairé, et la science a fait trop de progrès pour que de pareils faits puissent se produire de la même façon, mais la nature humaine est toujours, au fond, la même. J'ai donc cru qu'il serait utile de reproduire ici les citations suivantes empruntées aux autorités les plus éminentes, pour faire voir qu'en dehors de la médication que j'ai découverte, l'espoir de guérir un poitrinaire par tous les autres moyens connus est bien faible, si faible qu'on ne peut guère y compter dans la pratique. J'ai tenu d'autant plus à reproduire ces opinions que le temps n'est plus éloigné, j'en ai la certitude, où elles ne seront plus que de l'histoire.

« Nous devons avouer que l'art ne possède encore aucun moyen certain de guérir la phthisie. » (Laennec, *Traité de l'auscultation*, t. II, p. 172.)

« La phthisie qui est arrivée à son deuxième degré est généralement regardée comme incurable, à plus forte raison quand elle est à son troisième. » (Maygrier, *Dictionnaire des sciences médicales*, t. XLII, p. 103.)

« S'il y a une chance de guérison de la phthisie, elle n'existe que lorsque cette maladie est arrivée à son dernier degré. Mais ces chances sont bien faibles et le pronostic est presque toujours funeste. » (Andral, *Cours de pathologie interne*, t. I, p. 509.)

« La phthisie se termine presque toujours par la mort après un espace de temps variable, compris entre quelques semaines et plusieurs années. » (Louis, *Recherches sur la phthisie*, p. 569.)

« Sous l'influence de la médication iodée, j'ai vu les symptômes de la phthisie s'amender sensiblement. Mais il faut l'avouer, le nombre des guérisons radicales est bien faible, et *sur des milliers de cas* recueillis dans les services de la Pitié et de la Charité, *ma mémoire me rappelle seulement une douzaine de cures* véritablement solides. » (Piorry, *Sur la curabilité de la phthisie. Gazette hebdomadaire*, 21 octobre 1859.)

« De ce que la phthisie pulmonaire ne saurait être radicalement guérie *par les moyens dont nous pouvons actuellement disposer*, on aurait tort d'en conclure qu'on ne peut pas *soulager* les malades par un traitement bien entendu, tant local que général, tant hygiénique que pharmaceutique. Dans un bon nombre de cas il nous est même souvent arrivé de faire disparaître le mouvement fébrile, la toux, la dyspnée (dans l'état de repos du moins), de réduire en un mot les symptômes à leur plus simple expression; *mais cette amélioration n'a été que momentanée.* » (Bouillaud, *Nosographie médicale*, t. II, 1846, p. 603.)

« Il est inutile d'insister pour prouver combien la phthisie est fâcheuse, *puisqu'elle emporte presque tous les individus qu'elle affecte.* Cependant nous avons prouvé qu'elle pouvait être enrayée et même guérie *dans des cas*, il est vrai, *tout à fait exceptionnels.* » (Grisolle, *Traité de pathologie interne*, 6e édit., 1856, t. II, p. 565.)

« *La maladie tuberculeuse, une fois établie, est au-dessus de la puissance de notre art.* Nous pouvons espérer quelquefois alléger ou éloigner l'inflammation qui l'accompagne. L'application de quelques sangsues, de ventouses scarifiées, d'un vésicatoire, d'une saignée modérée, modifient quelquefois la phlogose qui accompagne surtout la présence d'une vomique. Les râles sibilants ou crépitants qui se sont surajoutés aux signes primitifs de la lésion peuvent de la sorte disparaître, et la maladie peut se trouver ramenée d'un état que l'on peut appeler mixte dans les limites de l'affection spécifique. Ce principe explique comment la plupart des phthisiques éprouvent de l'amélioration après leur première entrée à l'hôpital. Les indigents sont nécessairement très-exposés aux causes qui tendent à compliquer la maladie tuberculeuse. Celle-ci peut n'être que légère ou peu étendue, tandis que le mal qui s'y est surajouté, l'épanchement bronchique ou vésiculaire, peut être très-considérable et disparaître par suite d'un traitement approprié. » (Watson, *Lectures on the Principles and Practice of Physic.* London, 1857, vol. II, p. 209.)

« La mort est la terminaison du plus grand nombre de cas de tuberculose confirmée. » (Wunderlich, *Handbuch der Pathologie und Therapie*, 2e Auf. Stuttgart, 1856, Bd. III. 2e Abth., S. 424.)

« *La phthisie se termine presque constamment par la mort*; il faut donc porter un pronostic excessivement fâcheux sur les malades qui présentent les signes certains de cette affection... Sans revenir sur la question de la curabilité de la phthisie, nous dirons qu'il est généralement accepté aujourd'hui que la phthisie ne se termine par la guérison que dans un nombre de cas si peu considérable, qu'il faut maintenir la gravité du pronostic... » (Monneret et Fleury, *Compendium de médecine pratique*, t. VI, 1845, p. 531.)

« La tuberculisation est-elle curable? Cette question, qui a fait le sujet d'un grand nombre de travaux, a été résolue affirmativement par bon nombre de pathologistes; mais il faut avouer que *la guérison est tout à fait exceptionnelle.* » (Barthez et Rilliet, *Traité clinique et pratique des maladies des enfants*, 2e édition, 1854, t. III, p. 383.)

Le docteur C. J. B. Williams, membre de la Société Royale, professeur de Médecine et médecin en chef de l'hôpital de l'Université, à Londres, qui occupe sans contestation le premier rang parmi les médecins anglais, en tout ce qui touche à la pathologie générale et aux maladies pulmonaires, et qui fut un des premiers à propager en Angleterre l'usage de l'huile de foie de morue contre les maladies de poitrine, le docteur Williams, dans ses lectures faites devant le Collége des médecins de Londres, en 1862, s'exprime de la manière suivante :

« Voici le résumé de mon expérience dans le traitement de la phthisie. *J'ai des observations de sept mille cas* de phthisie, et je trouve que pour eux la durée moyenne de la vie a été de quatre années. Dans l'immense majorité des cas, ils se sont terminés par la mort. L'expérience de Laennec et de Louis donne une durée moyenne de deux ans. De sorte que, par l'emploi de *l'huile de foie de morue* et par d'autres moyens, nous avons pu prolonger la maladie et en doubler la durée. Que vous dirai-je de plus, que ce n'est là qu'un succès imparfait? Pouvons-nous prétendre à un succès plus complet? à la guérison? Cela est douteux; je n'ose trop l'affirmer.

« J'ai des observations de malades qui, après avoir présenté des signes non équivoques de phthisie, ont vécu de deux à dix-huit ans comparativement en bonne santé, mais il serait difficile de dire s'ils étaient réellement guéris. Je n'ai que *vingt-quatre* observations de ces malades auxquels on pourrait ainsi appliquer ce mot de guéri, et qui ont duré depuis deux jusqu'à dix-huit ans en assez bonne santé et tenant leur place comme membres utiles de la société.

« J'ai *trente et une* observations de guérison partielle, de malades qui ont vécu depuis six jusqu'à trente-six ans, qui, pendant ce temps, ont joui d'un certain bien-être, qui ont pu remplir leurs devoirs de société et prendre part à des plaisirs raisonnables. Ces personnes sont encore vivantes et peuvent encore vivre bien des années.

« Enfin j'ai une autre série d'observations dont les malades (*quoique la plupart, sinon tous, soient actuellement morts*), dont les malades, dis-je, ont vécu encore assez longtemps. Il y en a *vingt* de cette catégorie.

« Cela fait en tout *soixante-quinze* patients. Ce sont là tous les succès dont je puisse me vanter. » (C. J. B. Williams, *Lumleian Lectures on Failure and Success, in Medicine. — The Lancet*, avril, 1862.)

Les médecins de *l'Hôpital des poitrinaires de Brompton*, à Londres, dans leur rapport publié en 1863, annoncent les résultats suivants :

Le total des cas traités à l'hôpital pendant les neuf années qui se sont écoulées depuis 1854 jusqu'à 1862, a été de 6001, sur lesquels il y a eu 251 cas d'*arrêt* ou de guérison de l'affection, soit 4,1 pour 100, ou environ *un* malade sur 25. Mais ces 6001 cas, traités comme phthisiques, se divisent en deux catégories : 537 de phthisie *soupçonnée*, sur lesquels il y a eu 41 cas d'arrêt ou de guérison, soit 13 pour 100, et 5564 cas de phthisie *certaine*, parmi lesquels il n'y a eu que 210 cas d'arrêt ou de guérison, c'est-à-dire seulement 3,8 pour 100. Ainsi donc le maximum des résultats obtenus à l'hôpital de Brompton par la combinaison du séjour à l'hôpital, des moyens hygiéniques et des agents thérapeutiques ordinaires (tels que huile de foie de morue, fer, quinine, alcalins, etc.), a été de 4 pour 100, soit *un* cas d'*arrêt* de l'affection sur *vingt-cinq* malades. (*Second Medical Report of the Brompton Consumption Hospital.* London, 1863, p. 28.)

Mais il faut ajouter à ce qui précède que, dans leur rapport, les médecins de l'hôpital avertissent expressément le lecteur que les 210 cas de phthisie *certaine*, comptés comme *guéris*, doivent plutôt être regardés comme seulement un « *arrêt* de l'affection, quoique « cet arrêt soit *souvent*, disent-ils (c'est-à-dire *pas toujours*), équivalent à un rétablissement complet de la « santé générale. » Il y aurait donc encore à rabattre un chiffre peut-être considérable sur cette proportion, déjà si petite, de résultats favorables. Le chiffre de 4, 1 pour 100, publié en 1863, est du reste presque identique, quoique un peu inférieur à celui déjà donné par Walshe (4, 26 pour 100), neuf années auparavant, comme résultat des essais tentés au même hôpital, depuis 1849 jusqu'à 1854 (Walshe, *On Diseases of the Lungs*, London, 1854, p. 530). De 1849 à 1854 et de 1854 à 1863, il n'y a donc eu aucun progrès sous ce rapport, et l'impuissance complète, comme *moyens curatifs*, de toute la médication ordinaire de l'hôpital, est tellement flagrante, que les médecins de cet établissement (MM. Roe, Cotton, Quain, Scott-Alison et Pollock), dans leur lettre aux administrateurs de l'hôpital, placés en tête du rapport (*loc. cit.*, p. v.), disent expressément : « La question du traitement a été passée sous silence avec intention; on a cru qu'il valait mieux la laisser entre les mains des membres individuels du service médical, qui en ont traité dans leurs ouvrages ou dans les journaux de médecine. »

Ainsi donc, dans un hôpital fondé dans le but spécial de découvrir ou de déterminer le meilleur mode de traitement de la phthisie, les conclusions auxquelles on est arrivé au bout de *quatorze* années d'expérimentation, c'est que les résultats curatifs obtenus sont les mêmes, quel que soit le traitement employé, et que ce que l'on sait au sujet des moyens de guérison, c'est ce que l'on savait déjà... RIEN.

III

DE LA GUÉRISON DES MALADIES DE POITRINE PAR LES HYPOPHOSPHITES.

La guérison des maladies de poitrine par les hypophosphites dépend de trois ordres de conditions. Ce sont :

La pureté des hypophosphites;
L'état du malade au moment d'en commencer l'usage;
La manière de les employer.

A. *Pureté des hypophosphites.*

Comme toutes les substances employées en médecine, les hypophosphites sont malheureusement sujets à beaucoup de falsifications.

On vend souvent des sels renfermant du carbonate de soude, de la soude libre, du sulfure de sodium pour des hypophosphites purs. On a même été plus loin, et du phosphate de chaux, du phosphate de soude, de l'hyposulfite de soude ont été administrés pour des hypophosphites.

Sur dix échantillons d'hypophosphites de soude, de chaux et de potasse provenant de différentes fabriques dont j'ai fait l'examen qualitatif, aucun n'était pur, et trois seulement auraient pu être employés comme médicament sans danger. Les sept autres contenaient souvent en quantité considérable, soit des carbonates, soit des phosphates, soit des alcalis libres.

Depuis la publication de mes travaux, le même fait a été signalé par d'autres médecins ou chimistes.

MM. Heywaerts et Francqui, professeur de chimie à l'Université de Bruxelles, ont souvent rencontré dans le commerce des échantillons d'hypophosphite sodique falsifiés. Les uns renfermaient du carbonate sodique, les autres de la soude libre. Ils ont trouvé, dans quelques-uns d'entre eux, du sulfure sodique et même du carbonate calcique.

M. Janssen a trouvé que l'hypophosphite calcique, tel qu'il se trouve dans le commerce, contient du phosphite, du phosphate ou du carbonate calcique et qu'il pouvait être falsifié par du chlorure sodique, du sulfate calcique, du carbonate magnésique et de l'oxyde zincique.

Le docteur Parigot, professeur à l'Université et médecin de l'hospice des orphelins de Bruxelles, fait observer qu'il n'a réussi que lorsqu'il possédait un médicament pur et bien préparé, et que, dans les premiers essais qu'il fit, l'hypophosphite de chaux était également bon et actif chez tous les pharmaciens, parce qu'alors il n'était point encore très en usage, mais que depuis qu'il est plus en vogue les fabricants l'ont moins bien préparé.

M. della Sudda, professeur de chimie à la Faculté de médecine de Constantinople, a vu donner pour des hypophosphites, soit le phosphate de chaux des os, soit des hyposulfites.

L'insuccès d'un traitement par les hypophosphites peut donc tenir en premier lieu à l'impureté des préparations employées.

L'expérience clinique démontre surabondamment, ainsi que je l'ai fait voir, que la présence même d'une certaine quantité des matières employées dans leur préparation, tel par exemple que du carbonate alcalin, diminue, altère ou détruit complétement l'effet des hypophosphites. Il faut donc avant tout que l'on soit complétement assuré de la pureté de la préparation que l'on emploie. Pour cela il y a un moyen très-simple, il suffit d'employer exclusivement les sirops d'hypophosphites de soude et de chaux préparés par M. Swann, pharmacien de Paris. Les préparations de M. Swann méritent toute confiance, ce sont les seules que j'emploie. Ce sont les seules que je recommande.

Déjà, depuis plusieurs années, des industriels annoncent en Europe, en Amérique et en Australie, comme patronnés par moi ou même comme fabriqués par moi, et par suite comme remplissant toutes les conditions que j'ai indiquées comme nécessaires à leur efficacité, des médicaments qui sont ou impurs, ou ne sont même pas des hypophosphites. On ne saurait donc être trop prudent dans le choix de la préparation qu'on emploie. Pour le médecin, c'est une question de victoire ou d'insuccès; pour le malade, il s'agit presque toujours de la vie ou de la mort, car il est souvent impossible de regagner le temps perdu ou de réparer les désordres produits par l'usage d'un médicament inutile ou dangereux. A côté de ces préparations qui se vendent sous le nom d'*hypophosphites*, je signale également une foule de remèdes et de traitements que l'on annonce aujourd'hui contre les maladies de poitrine et qui ne sont que des imitations, des contrefaçons ou des plagiats de la médication que j'ai découverte.

B. *État du malade.*

Voici le résumé des conditions pathologiques nécessaires pour la guérison d'un cas de phthisie, telles qu'elles m'ont été fournies par l'observation clinique.

Les résultats auxquels je suis arrivé de la sorte (1) m'ont permis d'établir avec une sûreté qui n'existe à un plus haut degré pour aucun point de l'art médical, que le pronostic d'un cas de phthisie soumis au traitement spécifique, employé d'une manière rationnelle, dépend presque absolument de la lésion préexistante, et que la guérison a lieu dans tous les cas où celle-ci n'est pas suffisante pour entraîner la mort, soit directement par elle-même, soit par les désordres consécutifs causés par l'évolution nécessaire des tubercules déjà déposés.

Ce sont là les limites de toute science véritable. Vouloir qu'il en soit autrement, c'est demander l'absurde; prétendre davantage serait mensonge et imposture. Il n'y a, il n'y aura jamais d'autre guérison de la phthisie, à moins que l'homme ne découvre le secret de la puissance créatrice et ne puisse fabriquer ou tout au moins reconstituer un poumon.

Nous avons vu plus haut que, dans l'état présent de la science, la phthisie non soumise au traitement spécifique, à quelque période qu'on la constate, et quelque peu avancé que soit le degré qu'elle a atteint, doit être regardée, dans presque tous les cas, comme une maladie mortelle.

Les moyens actuellement connus (à part les préparations *phosphoreuses*) n'ont d'action positive que sur les complications. La cause essentielle de la maladie reste complétement en dehors de leur influence.

(1) Voyez pour plus de détails mon livre : *De la Cause immédiate de la phthisie.*

Dans les cas extrêmement rares où la phthisie se termine par la guérison, il a été jusqu'ici impossible de déterminer quelles étaient les conditions auxquelles on devait attribuer ce résultat.

Le pronostic presque nécessairement fatal de la phthisie se fonde donc uniquement sur la nature même de la maladie, sans qu'il soit jamais possible de déterminer d'avance, avec la moindre probabilité, si tel ou tel cas donné fera exception à la règle générale.

Lorsqu'au contraire la phthisie est soumise au traitement spécifique par les hypophosphites, le pronostic peut, dans la grande majorité des cas, être établi avec une certitude égale, sinon supérieure à celui de toute autre maladie.

Ce pronostic se fonde sur deux éléments : l'étendue de la lésion déjà existante, et la présence ou l'absence de complications.

I. En supposant qu'il n'existe pas de complications, le pronostic se formule de la manière suivante :

1° La phthisie au *premier* degré se termine par la guérison dans tous les cas.

2° Elle se termine également par la guérison au *deuxième* degré lorsque la tuberculisation n'a encore envahi qu'un seul poumon. Dans cet état, la proportion des guérisons est de *neuf malades sur dix.*

Il suit de là que la guérison de la phthisie par les hypophosphites a lieu dans tous les cas où la lésion locale n'a pas dépassé certaines limites, et que, par conséquent, tout malade doit guérir s'il est soumis *à temps* à la médication spécifique.

3° Quand la tuberculisation au *deuxième* degré a

envahi les deux poumons, la condition essentielle à la guérison, après la cessation de la diathèse, c'est que le ramollissement s'arrête ou ne s'opère que lentement.

Les conditions favorables sont quand le dépôt est partiel dans les deux poumons, ou quand, les deux poumons étant envahis en entier, les tubercules sont à l'état discret.

La tuberculisation dans les deux poumons, au deuxième degré, guérit dans environ *les deux tiers des cas.*

4° Quand la maladie, arrivée au *troisième* degré, n'occupe qu'un seul poumon, la guérison peut avoir lieu également. Dans ce cas, elle a lieu pour environ le *tiers* des malades qui ne sont pas astreints aux travaux manuels et pour un *quart* de ceux qui y sont assujettis.

5° Quand la maladie est arrivée au *troisième* degré et que la tuberculisation a atteint les deux poumons, la guérison est encore possible.

6° Quand il y a des excavations dans les deux poumons, la guérison a pu avoir lieu dans quelques cas exceptionnels (1).

7° Le pronostic de la phthisie aiguë s'établit d'après les mêmes principes que celui de la phthisie chronique, mais il offre plus d'incertitude à cause de la difficulté de déterminer exactement l'étendue de la lésion déjà existante et aussi de distinguer entre la tuberculisation galopante et le ramollissement aigu.

(1) J'en ai vu trois exemples. L'un chez une dame qui s'était traitée elle-même par les hypophosphites et qui est venue me consulter pour l'essoufflement dont elle se plaignait de souffrir encore.

8° Chez les enfants, contrairement à ce qui arrive pour le traitement ordinaire, le pronostic est beaucoup plus favorable que pour les adultes. On peut avec les hypophosphites en guérir *neuf sur dix à tous les degrés.*

9° Chez les malades qui prennent les hypophosphites, le pronostic est *plus* favorable lorsqu'il y a hérédité que lorsque cette prédisposition n'existe pas.

II. Le pronostic des complications consécutives de la phthisie est variable suivant la nature, le nombre et la gravité de ces complications.

III. La guérison avec excavation laisse le malade prédisposé, pendant un temps plus ou moins long, à des phlegmasies accidentelles dont la gravité est en proportion avec l'étendue de l'appareil respiratoire qui a été lésée.

La prédisposition à ces accidents est elle-même d'autant plus grande que l'arrêt de l'affection est plus récent. Les accidents inflammatoires semblent dépendre de la *fatigue* excessive de l'appareil pulmonaire plus encore que des conditions hygiéniques ou météorologiques.

C. *Manière d'employer les hypophosphites.*

Pour que cette médication donne tout ce qu'on est en droit d'en attendre, et pour qu'on puisse guérir tous les malades *guérissables*, il est indispensable qu'elle soit employée suivant certaines règles que j'ai établies d'après les résultats fournis par l'observation d'un très-grand nombre de malades. Ces règles se trouvent résumées dans les propositions suivantes :

1° L'action des hypophosphites sur l'organisme a pour phénomène caractéristique la production d'une pléthore veineuse.

2° L'existence de cette pléthore est la condition de leur action thérapeutique contre la phthisie.

3° La limitation de leurs effets thérapeutiques à l'ordre de phénomènes, que j'ai appelés *physiogéniques*, est la mesure de leur action médicamenteuse et la règle de leur emploi. En dehors de cette limite, leurs effets médicamenteux ne sont que transitoires ou incomplets, et ne sont pas suivis de résultat curatif même quand toutes les autres conditions nécessaires se trouvent remplies.

4° L'emploi des hypophosphites à doses assez élevées pour produire les phénomènes que j'ai appelés *pathogéniques*, excite chez les malades des complications accidentelles plus ou moins graves, et peut amener ainsi, par la faute du traitement, une terminaison fatale là où le malade offre toutes les conditions de curabilité.

5° De même que pour les autres cachexies, la lésion locale qui est le résultat et le signe anatomique de la diathèse tuberculeuse poursuit son évolution, lorsqu'elle a dépassé un certain point, en vertu de conditions qui sont pour la plupart indépendantes de l'état morbide primitif.

6° La guérison de la diathèse n'a donc pas pour conséquence nécessaire et immédiate celle de la lésion, quoique celle de la lésion ne saurait avoir lieu sans avoir été précédée de la disparition de la diathèse.

7° La guérison d'un sujet soumis à l'influence des hypophosphites dépendra donc de l'étendue de la lésion locale préexistante, c'est-à-dire de la gravité des *désordres organiques accomplis avant* l'emploi du traitement.

8° Lorsque le dépôt tuberculeux n'a pas dépassé un certain degré de son évolution naturelle, il peut être résorbé et disparaître complétement.

Cette résorption peut avoir lieu soit lorsque la matière tuberculeuse est encore à l'état de crudité, soit lorsqu'elle a déjà atteint la période de ramollissement

9° Le ramollissement est quelquefois un des phénomènes intermédiaires entre l'action thérapeutique des hypophosphites et leur effet curatif, soit qu'il précède la résorption du dépôt morbide, soit qu'il amène l'ulcération et la destruction des tissus environnants.

10° La guérison de la phthisie par les hypophosphites peut donc s'opérer de deux manières, soit par la disparition des lésions locales, soit avec persistance pendant un temps plus ou moins long de lésions pulmonaires plus ou moins étendues, mais coïncidant avec une santé parfaite ou presque parfaite, et par elles-mêmes ne disposant nullement le malade à une récidive.

11° Le temps est un élément indispensable pour la guérison d'un cas de phthisie, et ne saurait être remplacé par aucun autre moyen.

12° L'exagération des doses, loin de hâter la guérison, produira souvent un effet contraire.

13° Plus les lésions pulmonaires sont étendues et avancées, plus il est important de ne pas oublier ce principe, parce que plus alors il devient essentiel d'éviter tout ce qui pourrait favoriser la production de complications accidentelles.

14° On peut distinguer trois périodes pendant la durée du traitement heureux. Pendant la première, les symptômes : faiblesse, inappétence, toux, expectoration, fièvre, amaigrissement, sueurs, etc., diminuent ou cessent ; pendant la seconde, les signes stéthoscopiques et plessimétriques cèdent ou disparaissent ; pendant la troisième, la constitution même du sujet se transforme.

15° Ce n'est que lorsque ce dernier résultat a été atteint que le malade peut se regarder comme complétement à l'abri d'une rechute.

16° Chacune de ces deux dernières phases peut occuper un laps de temps plus ou moins considérable, et qui peut varier entre quelques semaines et plusieurs années.

17° Dans beaucoup de cas d'insuccès, ce résultat n'a pas d'autre cause que la cessation prématurée et intempestive du traitement due à l'impatience du malade ou du médecin.

18° Comme dans la presque universalité des cas, le dépôt tuberculeux s'opère graduellement et n'envahit le poumon que par portions successives, il s'ensuit qu'il existe un temps plus ou moins long, pendant lequel la lésion locale est d'une importance secondaire, et que, *jusqu'à ce que ce point ait été depassé, toute phthisie tuberculeuse, non compliquée, peut être guérie à coup sûr* par l'emploi de la médication spécifique.

19° L'humanité et les prescriptions de la science véritable commandent donc également que tout praticien appelé à traiter un cas de phthisie, ait recours de prime abord aux hypophosphites au lieu de ne les employer que comme un pis-aller et en désespoir de cause, après avoir perdu un temps précieux et souvent irréparable dans l'administration de médicaments dont l'inefficacité est notoire.

20° Si les hypophosphites sont le spécifique de la phthisie, ils en sont encore, à plus forte raison, le prophylactique.

21° Leur action sur l'économie, lorsqu'ils sont administrés d'une manière rationnelle, ne pouvant avoir aucun effet fâcheux, on devra les employer immédiatement dans tous les cas douteux et même lorsqu'il n'y aurait que soupçon ou simplement menace de tuberculose.

22° Dans notre état social actuel, les causes qui concourent à troubler et à restreindre pour la masse des populations les éléments d'une nutrition normale, tendant sans cesse à s'accroître, les hypophosphites sont destinés à jouer comme *aliment occasionnel* et temporaire un rôle qui ne peut être rempli par aucune autre substance, et dont il serait difficile d'exagérer l'importance : celui d'agents capables de stimuler et de porter à leur maximum physiologique l'innervation, l'hématose et la nutrition moléculaire, et par suite de rétablir ou de maintenir ces trois fonctions primordiales au plus haut degré d'intensité *com-*

patible avec l'état organique du sujet. C'est de la sorte que l'on arrivera à faire pour la phthisie ce qui a été fait pour la petite vérole, et à réduire à des proportions insignifiantes les ravages de la maladie qui est aujourd'hui le plus grand fléau de l'espèce humaine.

C'est là surtout le rôle qu'on s'empressera de leur reconnaître dans l'avenir, lorsque la médecine, ayant pris rang parmi les sciences exactes, ne sera plus pour le public un mystère ou une magie ; lorsque les gouvernements, comprenant que la santé est le premier des biens, autant pour les nations que pour les individus, il sera, à leurs yeux, aussi glorieux et aussi utile de sauver la vie des hommes que de la détruire.

RÉSUMÉ

Les conditions nécessaires pour guérir *avec certitude* un cas de phthisie par les hypophosphites peuvent se résumer de la manière suivante :

1° Nécessité absolue de n'employer que des hypophosphites parfaitement purs ;

2° Ne pas attendre que la maladie ait dépassé dans le organes une certaine limite ;

3° Dans l'emploi du traitement, ne pas rester en deçà ni aller au delà de certaines conditions que j'ai indiquées ;

4° Afin d'écarter les rechutes, employer le remède non-seulement jusqu'à la guérison de la maladie, mais jusqu'à la transformation de la constitution du malade.

DEUXIÈME PARTIE

OBSERVATIONS

MÉMOIRES, RAPPORTS ET DOCUMENTS, DE DIVERS MÉDECINS, SUR LES HYPOPHOSPHITES

Dans mon ouvrage sur la phthisie, déjà cité, se trouvent deux cent cinquante-quatre observations détaillées de malades traités par les hypophosphites, soit par moi, soit par d'autres médecins. Cette série étendue embrasse presque toutes les formes et toutes les variétés de la maladie, entre autres les malades à la troisième période, et la forme aiguë. On y trouvera tous les détails désirables sur les points que je n'ai fait qu'indiquer dans l'ouvrage actuel, où je ne fais entrer que les observations recueillies par d'autres que moi.

Les documents suivants sont simplement classés par ordre chronologique, en général d'après la date de leur publication.

I

Le docteur Deforchaux, médecin de la marine royale belge, rendant compte d'expériences faites par lui pour déterminer la valeur thérapeutique de l'hypophosphite de soude (1), s'exprime ainsi :

(1) La *Presse Médicale Belge*, nº 12, 14 mars 1858, p. 95.

« Le 21 juillet 1857, le docteur Churchill a lu à l'Académie impériale de médecine, un mémoire traitant de la cause immédiate et du spécifique de la tuberculose. La lecture en résumé de ce travail et les conclusions nous apprennent que les résultats extraordinaires obtenus par ce médecin étaient dus aux hypophosphites de soude, de chaux ou d'ammoniaque.

« Sur 35 phthisiques au deuxième et troisième degrés, M. Churchill en a guéri radicalement 9; sur lesquels chez 8 les signes pathognomoniques avaient disparu; 11 autres éprouvèrent une grande amélioration. Bref, il n'a eu que 14 décès.

« Lorsqu'un homme de la valeur de M. Churchill vient affirmer de pareils résultats devant une Académie de France, malgré le doute bien justifié par l'impuissance de tous les moyens employés jusqu'à ce jour, on sent renaître l'espoir de voir enfin découvert le spécifique tant cherché pour combattre cette désolante diathèse. Comme beaucoup de collègues, sans aucun doute, je me suis dit : essayons encore ! Ces guérisons phénoménales sont affirmées par un homme revêtu d'un haut caractère d'honorabilité. Pour moi, j'accepte les tuberculeux de M. Churchill, comme des phthisiques au deuxième et au troisième degrés.

« Mes observations personnelles datent du mois d'août 1857. Dans l'espace de sept mois, j'ai administré l'hypophosphite de soude aux doses prescrites par M. Churchill à 16 phthisiques. Sept d'entre eux présentaient des complications du côté des intestins, les 9 autres étaient complétement exempts de diarrhée, se promenaient et vaquaient encore en partie à leurs occupations. A la dose de 25 centigrammes, cette substance ne m'a point paru produire une action appréciable, alors même que l'on en continue l'usage pendant deux mois et plus. La fonte tuberculeuse ne fut nullement arrêtée. Une seule fois cependant l'expectoration diminua sensiblement, et parut vouloir changer de nature, une légère hémoptysie survint, après laquelle la maladie persista dans sa marche fatale.

« A 50 centigrammes quelques malades ont vu leur diarrhée augmenter, il y avait de l'agitation nocturne, des sueurs plus copieuses, enfin la réaction beaucoup plus intense cessait brusquement par la suppression du médicament.

« A la dose d'un gramme, les malades *sans diarrhée* supportent l'hypophosphite de soude pendant un laps de temps variable entre cinq et douze jours, *l'appétit augmente, les digestions sont faciles et rapides, l'abattement disparaît, les paresseux se lèvent et se promènent, la face se colore, l'énergie renaît ; ils annoncent à tout le monde une guérison certaine* ; *le médecin traitant est porté aux nues, ses confrères sont des ânes ; on lui jure une reconnaissance éternelle.* Après ces douces illusions, l'appétit diminue ou disparaît, la langue rougit, les lèvres deviennent sèches et carminées, les malades témoignent une grande appétence pour les boissons froides et glacées, tout indique un état d'éréthisme du système digestif : deux fois j'ai vu des selles sanguinolentes. Voilà en quelques mots le résumé de mes observations. A quoi peut tenir cette différence dans les résultats? Aurais-je opéré dans de mauvaises conditions? Mon hypophosphite de soude serait-il sujet à caution? Il serait imprudent de conclure après une expérimentation de quelques mois et sur un si petit nombre de malades ; mes essais infructueux et consciencieusement suivis, rapprochés des résultats brillants de M. Churchill, présentent cependant quelque chose de très-remarquable.

« Attendons maintenant le travail de MM. Louis, Trousseau et Bouillaud, les commissaires nommés par l'Académie ; si ces messieurs viennent confirmer les conclusions de M. Churchill, bien peu de médecins auront rendu à l'humanité un aussi grand service. »

Il résulte de ce qui précède :

1° Que, chez les malades *sans diarrhée*, l'effet des hypophosphites se fait sentir dans un laps de temps variable entre cinq et douze jours, ce qui confirme pleinement ce que j'ai dit relativement à l'action presque immédiate de ces préparations.

2° Que l'*appétit augmente, les digestions sont faciles et rapides, l'abattement disparaît, les paresseux se lèvent et se promènent, la face se colore, l'énergie renaît; ils annoncent à tout le monde une guérison certaine*, c'est-à-dire qu'à des doses suffisantes les hypophosphites ont, ainsi que je l'ai dit, une double action, l'une presque immédiate sur le système nerveux, l'autre sur le système sanguin.

3° Que, lorsque ces doses sont trop élevées ou trop longtemps continuées, il se présente des phénomènes pathogéniques d'ordres divers, dépendant de ce que la pléthore produite a dépassé les limites de l'état physiogénique et est entrée dans la sphère des phénomènes pathogéniques. Mais il est probable que, dans le cas actuel, ces phénomènes auront été aggravés par de l'irritation intestinale due à la présence dans l'hypophosphite d'une certaine quantité d'alcali libre.

4° Que ces résultats ont été obtenus *chez tous les malades non atteints de diarrhée*, c'est-à-dire tous ceux chez lesquels la fonction de digestion était intacte.

Ces résultats confirment donc pleinement ce que j'ai avancé relativement à l'action physiogénique, pathogénique et thérapeutique des préparations hypophosphoreuses, et cette confirmation a d'autant plus de valeur qu'elle est fournie par un observateur dont l'essai a été malheureux, mais qui rapporte avec loyauté ce qu'il a observé, sans réticences, sans arrière-pensée, et sans parti pris à l'avance. Si, dans les neuf cas en question, la guérison n'a pas suivi les effets thérapeutiques chez les malades réunissant les conditions pathologiques de curabilité, c'est que l'action du médicament a outre-passé la limite des effets physiogéniques. Mais il est juste de dire que M. Deforchaux ne connaissait pas les détails du traitement, puisque la première édition de mon livre sur la phthisie n'avait pas encore paru en mars 1858, époque où il a institué ses expériences.

II

Le docteur Santa-Maria a publié, dans la *Iberia Medica* de Madrid, le cas suivant (1) :

OBS. I. — Mathilde Merlo, âgée de huit ans, constitution faible, tempérament nerveux, souffrait depuis trois mois d'une phthisie pulmonaire au second degré. Elle avait été traitée pendant cette période par deux médecins qui avaient employé plusieurs traitements sans effet favorable. Ils conseillèrent alors à sa mère d'abandonner la malade aux seuls efforts de la nature. Au mois de janvier 1858, le docteur Jose Santa-Maria, ayant été appelé auprès de la malade, trouva les symptômes suivants :

Pâleur et amaigrissement général, toux persistante et provoquant le vomissement, crachats verts, opaques et privés d'air, pouls fréquent avec redoublement le soir, dyspnée telle que la

(1) *Iberia Medica*, n° 71, mars 1858.

malade ne pouvait dormir couchée, sueurs nocturnes de la moitié supérieure du corps, insomnie, matité dans les deux régions sous-clavières. Le docteur Santa-Maria fit sécher les vésicatoires, prescrivit des aliments en petite quantité mais nutritifs et l'hypophosphite de soude.

Ce traitement, dit le docteur Santa-Maria, *fut suivi d'une guérison rapide et radicale.*

III

Le docteur Vicente Gomez y Orland, médecin de l'hôpital militaire de Valencia, a publié (1) l'observation suivante :

Obs. II. — Diego Carus y Valle, vingt-quatre ans, laboureur, né de parents phthisiques, tomba au sort et entra à l'armée en 1854 ; commença à tousser en avril 1855, et après diverses alternatives de mieux et de recrudescence de la maladie, entra à l'hôpital de Valencia le 26 octobre 1858, avec les symptômes suivants : Prostration considérable, pouls fréquent et petit, respiration gênée, toux avec expectoration muqueuse composée de matières salivaires et filantes et de mucus pelotonné.

La percussion montra une diminution de sonorité au sommet des deux poumons, où l'on nota en même temps une respiration légèrement soufflante, avec exagération des bruits du cœur.

Le docteur Gomez tenant compte des commémoratifs et de l'aspect du malade, diagnostiqua une nostalgie avec soupçon de phthisie pulmonaire. On employa un régime réparateur et un

(1) La *Actualidad de Valencia*, reproduit dans la *Iberia Medica*, n° 72. Madrid, 30 mars 1858.

traitement tonique et névrosthénique composé de lait avec lichen, décoction de quinquina et huile de foie de morue. Malgré ce traitement, le mal continua à faire des progrès; l'expectoration alla en augmentant, devint plus consistante et présenta quelques crachats purulents; la toux plus persistante surtout la nuit, le pouls irrégulier. Le malade commença à éprouver de légers frissons suivis de chaleur et de sueurs : il se déclara de la diarrhée et de l'œdème des membres inférieurs. Confirmé dans son diagnostic d'un état tuberculeux, le chef de service insista sur l'emploi de l'huile de foie de morue, à laquelle on ajouta les balsamiques. Cette médication resta de nouveau sans effet et l'état du malade empira tellement qu'après plusieurs consultations, qui confirmèrent le diagnostic et le pronostic du docteur Gomez, on fit administrer au malade *les saints sacrements* et on convint d'employer exclusivement l'hypophosphite de soude. En conséquence, le 4 janvier 1858, soixante et onzième jour de son entrée à l'hôpital, on donna au malade 10 grains d'hypophosphite de soude. Le huitième jour la diarrhée avait augmenté, mais l'expectoration avait diminué de moitié; les accès fébriles étaient devenus plus courts et le malade se sentait beaucoup mieux. On augmenta la dose de l'hypophosphite, et le quarantième jour après avoir commencé l'emploi du médicament, *l'expectoration et la diarrhée avaient disparu et l'état général indiquait une convalescence prochaine.* On commença alors à diminuer les doses d'hypophosphite et on en cessa complétement l'emploi le 20 février. Le malade ne se plaignait plus alors que d'un peu de faiblesse. Tel était son état au moment où M. Gomez publia l'observation. Il n'attendait plus que le retour de ses forces pour lui donner sa sortie.

IV

Le docteur Aureliano Maestre de San-Juan, professeur de clinique à la Faculté de médecine de l'Université de Grenade, a publié les cas suivants(1) :

Obs. III. — « Le 14 janvier 1858 est entré au n° 5 de la clinique, dont je suis chargé, Francisco Castillo, âgé de trente-deux ans, natif de Grenade, non marié, forgeron.

« Ce malade, de tempérament lymphatique, constitution délicate, avait mené une vie peu réglée, habite un local bas, humide et peu ventilé. Il y a des phthisiques dans sa famille. A l'âge de vingt ans il a souffert d'un point de côté, et depuis lors il a gardé une petite toux qui le tourmente de temps en temps, et il est resté très-disposé à s'enrhumer.

« Il y a quatre mois, ayant éprouvé un refroidissement pendant qu'il était en sueur, il fut atteint d'un catarrhe pulmonaire intense qui a duré quatorze jours. Depuis lors, il souffre d'une toux sèche, douleur entre les deux épaules, essoufflement lorsqu'il veut faire quelque mouvement, et enfin impossibilité de se livrer à ses travaux journaliers. C'est dans cet état qu'il entre à la clinique médicale de cette école, et l'on constate les symptômes suivants :

« Amaigrissement assez marqué ; poitrine étroite, épaules élevées ; cou long ; couleur de la peau, pâle et terreuse ; rougeur vive et circonscrite des pommettes ; grande gêne dans le décubitus sur le côté gauche.

« La *percussion* indique une diminution de sonorité dans les deux régions sus-clavières, plus marquée à gauche ; le mouvement des premières côtes est moins sensible de ce côté ; il y a

(1) *Iberia medica*, n° 74. Madrid, 1858.

une augmentation notable de la vibration vocale perçue par la main qu'on applique sur cette région.

« L'*auscultation* indique au sommet du poumon droit une expiration notablement prolongée avec quelques râles sous-crépitants. A gauche, le râle sous-crépitant se trouve également au sommet, mais plus marqué et dans une plus grande étendue. Au-dessous, la respiration est rude et bronchique.

« La toux est fréquente, pénible, revenant par quintes, augmentant beaucoup pendant la nuit, avec un caractère plus humide à cette époque. Les crachats sont légèrement verdâtres, opaques, non aérés et parsemés de lignes jaunâtres, flottant pour la plupart dans un liquide transparent.

« Il y a douleur entre les épaules et au sommet du poumon gauche ; peu d'appétit ; langue légèrement rougeâtre à sa pointe ; soif ; pouls petit et fréquent ; peau sèche et rude ; toutes les après-midi il y a des frissons suivis d'une réaction fébrile qui dure presque toute la nuit ; le sommeil est agité ; les urines claires et peu abondantes.

« Diagnostic, phthisie pulmonaire au début de la période de ramollissement.

« Je mis immédiatement le malade au traitement du docteur Churchill.

« Régime : deux soupes au riz.

« Le deuxième jour après l'administration des hypophosphites, la toux avait presque complétement cessé, ainsi que les sueurs, la fièvre avait notablement diminué.

« Le huitième jour, l'expectoration était devenue simplement muqueuse, le malade pouvait rester quelque temps couché sur le côté gauche, ce qui auparavant lui était impossible ; les sueurs et la fièvre avaient complétement disparu ; l'appétit s'était réveillé et les digestions se faisaient assez bien ; la douleur thoracique avait cessé ; le malade pouvait rester assis pendant longtemps dans son lit, et la figure avait complétement changé d'aspect.

« Le douzième jour, l'obscurité à la percussion, qui avait été notée dans la région sous-clavière, avait disparu, et à l'auscultation on ne percevait plus qu'un léger râle muqueux composé de petites bulles. Le sommeil est tranquille. Il demande la permission de se lever et de se promener.

Le 4 février, le malade ne se plaint plus de rien et me demande son *exeat*, que je lui accorde à condition qu'il viendra deux fois par semaine à la consultation de la clinique, afin qu'on puisse continuer à l'observer et lui fournir les doses nécessaires de médicament. En effet, depuis plusieurs semaines, le malade vient aux consultations de la Faculté et son état de santé s'est amélioré d'une manière si évidente que *l'organisme paraît en avoir éprouvé une véritable transformation.* »

Obs. IV. — « José Sanchez, âgé de vingt-neuf ans, marié, laboureur. Tempérament sanguin, notablement détérioré ; bien conformé ; avait mené une vie déréglée ; avait servi dans l'armée jusqu'à il y a deux ans, époque à laquelle étant retourné aux travaux des champs, il fut atteint de fièvre intermittente, d'abord quotidienne et ensuite à type tierce. Cette fièvre dura assez longtemps.

« Il y a un an, ayant éprouvé un refroidissement subit, il fut atteint d'un catarrhe pulmonaire intense. Le deuxième jour de cette maladie, il vomit une quantité notable de sang spumeux, qui semblait provoqué par les efforts de la toux. Au bout de douze jours, se sentant rétabli de son indisposition, il retourna à son ouvrage, mais trois jours après il rejeta de nouveau du sang rutilant. A ce phénomène succéda une toux sèche, avec douleur dans la poitrine et essoufflement au moindre effort, symptômes qui, depuis lors, ne l'ont plus abandonné. Tous les douze ou treize jours, l'hémoptysie se reproduisait quelquefois en quantité qui dépassait une livre. Dans cet état, il entra à l'hôpital civil, où il resta quelque temps sans éprouver de soulagement à la suite de la médication ordinaire à laquelle il fut soumis.

« Le 1er février il fut transféré à la clinique médicale de la Faculté, et entra au n° 3 avec les symptômes suivants :

« Amaigrissement assez marqué ; peau pâle, sèche et terreuse ; forme hippocratique des doigts très-prononcée ; décubitus sur le côté gauche extrêmement difficile ; toux obstinée augmentant pendant la nuit ; crachats opaques d'un gris sale avec quelques stries sanguinolentes ; pouls fréquent ; douleur entre les deux épaules ; fièvre le soir, sueurs partielles pendant la nuit ; peu d'appétit ; langue humide ; diarrhée, urines rares.

« A la *percussion*, son mat aux deux sommets.

« L'*auscultation* fait entendre un râle sous-crépitant dans les mêmes points. Dans le reste du poumon la respiration est rude ; il y a une légère bronchophonie dans la région sous-clavière gauche.

« Diagnostic, phthisie tuberculeuse au début de la période de ramollissement.

« Le malade fut mis au traitement de l'hypophosphite de chaux; pour régime, bouillons et soupes de riz.

« Le troisième jour, la diarrhée avait disparu ; l'appétit s'était réveillé ; la toux était devenue moins fréquente et plus facile ; l'expectoration moins abondante ; l'intensité de la fièvre hectique était de beaucoup diminuée.

« Le treizième jour, la toux était devenue insignifiante ; l'expectoration, à peine sensible le matin, se faisait avec facilité ; les sueurs avaient disparu, ainsi que la fièvre et la douleur thoracique.

« Le quinzième jour du traitement, sans cause ostensible, sur les quatre heures de l'après-midi le malade fut pris d'un malaise général avec une sensation d'oppression, de poids et de chaleur dans la poitrine, accompagnée de dyspnée, de frissons répétés et de grandes quintes de toux.

« Ces quintes étaient suivies de l'expulsion d'un sang rouge et spumeux, dont la quantité atteignit près d'une livre et demie.

« Averti de cet accident, je me rendis à la clinique, et malgré l'état de faiblesse du malade, je fis pratiquer immédiatement une saignée générale. Ce moyen, joint aux révulsifs et à la limonade sulfurique, rétablit le calme. L'hypophosphite de chaux ne fut pas suspendu.

« Le vingtième jour du traitement, le malade, qui auparavant ne pouvait se coucher à gauche, put le faire pendant quelques moments ; la toux, la fièvre, les sueurs et les autres symptômes qui le tourmentaient avaient complétement disparu. La digestion s'était rétablie (le malade mangeait avec appétit et la nutrition commençait à se faire).

« Le vingt-huitième jour, l'hémoptysie se représenta de nouveau, bornée cette fois à quelques crachats sanglants, mais plus tard le malade s'étant levé sans précaution pour aller à la garde-robe, éprouva un refroidissement qui ramena la toux, la douleur de poitrine, et fit reparaître l'hémoptysie. A cette époque, le docteur Santiago Lopez, professeur de pathologie médicale de cette Faculté, ayant été chargé, pendant quelques jours, de mon service, jugea convenable d'ajouter à l'emploi de l'hypophosphite les opiacés et les astringents, avec application sur la poitrine d'un emplâtre de ciguë. Mon absence n'ayant duré que quelques jours, il me sembla, à mon retour, que l'indication pour laquelle on avait employé les opiacés et les astringents se trouvait suffisamment remplie. Désirant, d'ailleurs, expérimenter les hypophosphites avec toute l'exactitude possible, je fis supprimer les autres médicaments et je continuai seulement la médication spécifique.

« Le cinquantième jour, le malade se lève, l'exercice ne l'incommode pas ; il y a un peu de toux, mais le matin seulement.

« A la percussion on trouve que la matité a disparu du côté droit, et qu'elle a diminué du côté gauche.

« A l'auscultation, on trouve encore du râle muqueux à gauche. A droite il n'y a rien. »

Le docteur San-Juan appelle l'attention sur la rapidité avec laquelle l'action du médicament spécifique s'est fait sentir, puisque dans le premier cas *l'amendement avait été noté dès le second jour*, et dans le second cas, *dès le troisième.* Il aurait pu ajouter que ce changemeut ne pouvait guère s'attribuer au régime, puisque les malades ne prenaient que des soupes et des bouillons.

Enfin, il termine son article par les paroles suivantes :

« A première vue on pourrait croire à la guérison de ces deux malades, mais le doute s'empare de nous lorsqu'on pense qu'il s'agit de la phthisie pulmonaire ; il faut donc attendre qu'une observation plus prolongée nous ait donné des bases suffisantes. Combien de moyens, parmi ceux qui sont les plus renommés, n'ont dû leur réputation qu'à un allégement éphémère que le temps a fait disparaître. Ainsi donc, tout ce que nous pouvons dire d'après les cas précédents, c'est que le traitement que l'auteur appelle curatif soulage notablement les symptômes de cette cruelle maladie. Il arrête pour un temps qu'on ne saurait encore préciser la marche de la maladie. Mais peut-il, dans quelques cas, produire une guérison complète? »

C'est le docteur de San-Juan lui-même qui se charge de répondre à cette question.

Le n° 91 de la *Iberia Medica* (1) contient, en effet, deux nouveaux cas traités par le même observateur. Les voici :

Obs. V. — « Antonio Mansano, âgé de vingt-huit ans, non marié, laboureur. Bien conformé, de constitution affaiblie : a mené une vie déréglée ; habite une chambre humide, basse et mal ventilée.

« Il y a deux ans, il fut atteint d'une fièvre tierce qui dura deux mois et qui ne céda qu'aux préparations arsenicales. Depuis lors il a été souvent atteint de catarrhe pulmonaire, qu'il a toujours négligé. Le 10 décembre dernier, pendant qu'il travaillait aux champs, il fut mouillé par la pluie, fut pris de froid et de douleur dans le côté gauche avec toux fréquente, diffi-

(1) *Iberia medica*, n° 91. Madrid, 1er juillet 1858.

culté à respirer, expectoration muqueuse abondante. Il se met au lit, et le deuxième jour après il éprouve une sensation de gargouillement dans la région sternale avec une chaleur intense et une toux très-fréquente. A la suite de ces symptômes, il rendit une quantité considérable de sang rutilant et spumeux. Il fut purgé deux fois, et se trouvant soulagé, il se leva le dix-huitième jour après, mais il conservait de la toux, et une dyspnée qui le gênait pour la marche.

« En janvier, nouvelle hémoptysie moins abondante que la première, mais à la suite de laquelle il ne peut plus se livrer à ses travaux habituels. En février, l'hémoptysie se renouvelle et l'oblige à garder le lit pendant sept jours. Il continue en cet état avec une toux fatigante augmentant par la marche; dyspnée, faiblesse et amaigrissement considérables. Il résolut alors de se rendre à Grenade, où il arrive le 7 avril et entre à notre clinique où il occupe le n° 7.

« Le lendemain, à la visite, je constate les signes suivants :

« Le sujet est notablement amaigri; sa peau est sèche et d'une couleur pâle et terreuse. Il ne peut se coucher à gauche; la respiration est haletante; quintes fréquentes de toux; l'expectoration recueillie pendant la nuit est abondante et constituée par des crachats sales, opaques, nummulaires, nageant dans un liquide assez épais, d'aspect purulent et d'une odeur repoussante qui rappelle celle de la chair macérée. Le pouls était à 94. Il se plaignait de douleur entre les épaules et de sueurs partielles si abondantes la nuit qu'il fallait changer les taies d'oreiller. Le soir, il se plaint de sentir de la chaleur au cou, à la poitrine et à la paume des mains, ce qui, dit-il, le gêne beaucoup. La langue est sèche, rouge à sa pointe et à ses bords. Il se plaint de douleur à l'épigastre. Il y a une diarrhée abondante, de la soif; les urines sont anémiques; il dort peu à cause des accès de toux; il a conservé de l'appétit.

« La percussion donne un son mat dans les deux régions sous-clavières, surtout marqué à gauche. A droite, la respiration est bronchique. A gauche, elle est caverneuse avec gargouillement et pectoriloquie parfaitement caractérisés.

« Je diagnostique une phthisie au deuxième degré ou période de ramollissement (1).

« Encouragé par l'*effet admirable* obtenu par les hypophosphites alcalins dans les deux cas précédemment relatés, j'ordonnai l'hypophosphite de chaux et deux soupes au riz pour régime.

« Le deuxième jour, il y avait une diminution considérable de la toux, de l'expectoration, de la dyspnée et des évacuations vines.

« Au bout de douze jours, les sueurs disparurent, la toux se calma considérablement, de sorte que le malade put dormir; l'expectoration diminua ainsi que l'odeur désagréable; la diarrhée cessa, la soif s'apaisa; la digestion se fit mieux et s'accompagna d'un sentiment de bien-être.

« Le quinzième jour, le malade ne toussait plus que le matin; les crachats étaient muqueux, mêlés d'une petite quantité de matière purulente. Il n'y a plus de douleur entre les épaules: le malade peut se coucher sur le côté gauche; la réaction fébrile du soir se fait à peine sentir; l'appétit est bon; la digestion facile; la nutrition commence à se faire, et le facies du malade, jusque-là taciturne et indifférent, est devenu animé et plein d'expression.

« Le dix-septième jour, le malade se lève pendant la nuit pour aller à la garde-robe, et reste pendant assez longtemps pieds nus sur un pavé humide au moment où il venait de s'opérer un abaissement considérable dans la température de l'atmosphère. Presque aussitôt il est pris de malaise général, douleur au sternum et au sommet du poumon droit, grande anxiété, quintes de toux répétées, expectoration muqueuse abondante.

« A l'auscultation, on trouve un râle muqueux à grosses bulles, occupant toute la partie moyenne du côté droit.

(1) L'auteur suit ici la classification de Laennec, qui divisait la phthisie en deux périodes, celle de crudité et celle de ramollissement. Il est évident, d'après les signes stéthoscopiques, qu'il y avait chez ce malade une excavation, et que c'était un cas du troisième degré de la plupart des auteurs.

« L'emploi de l'hypophosphite ayant été poursuivi, et tous les symptômes continuant à s'aggraver, nous en suspendîmes l'usage, et le malade fut mis à un traitement qui se composait pour boisson ordinaire de la décoction pectorale de la pharmacopée espagnole additionnée de sirop diacode, pilules d'extrait thébaïque et de diète végétale. Cette médication fut continuée pendant sept jours. Au bout de cette époque, les signes de la bronchite avaient disparu, et le malade fut remis au traitement de l'hypophosphite de chaux. Le troisième jour après, le malade se retrouvait dans le même état satisfaisant qu'avant l'attaque de bronchite accidentelle.

« Le trentième jour du traitement, le malade était dans l'état suivant :

« Il avait un peu de toux, mais seulement le matin ; il pouvait se coucher dans toutes les positions ; il dormait parfaitement bien ; il n'éprouvait plus ni sueurs, ni fièvre bectique ; sa figure était animée ; l'appétit était bon ; les digestions se faisaient bien ; il n'y avait qu'une seule garde-robe par jour ; il engraissait rapidement, se levait et prenait de l'exercice pendant une grande partie de la journée sans aucune espèce de fatigue.

« Le trente-cinquième jour, la dose de l'hypophosphite fut augmentée. *Aussitôt la toux s'aggrava, et il se déclara de la dyspnée*, je réduisis alors la dose, le calme se rétablit et continua jusqu'à la sortie du malade qui eut lieu le 21 mai. Son état était alors des plus satisfaisants. »

Obs. VI. — « Juan Chica, âgé de dix-sept ans, non marié, tisserand, de tempérament lymphatique, constitution délicate ; de parents phthisiques ; vivant dans un local mal ventilé et humide. A l'âge de sept ans, il a eu la rougeole ; à l'âge de treize ans, il a eu une bronchite. Depuis lors, il est sujet à se refroidir et a presque toujours un peu de toux. En décembre dernier, il se refroidit pendant qu'il était en sueur, et, bientôt après, fut pris de douleur dans la région sternale, de dypsnée, de toux avec expectoration muqueuse, qui le retinrent au lit pendant treize jours. Au bout de ce temps, il se leva, mais la toux continua à le gêner beaucoup. Il reprit ses travaux habituels jusqu'en janvier de l'année actuelle, lorsqu'à la suite d'un violent accès de toux, il rendit une petite quantité de sang rutilant et spumeux. A partir de ce moment, il commença à ressentir une grande lassitude aussitôt qu'il voulait se mouvoir, surtout lorsqu'il s'agissait de monter. Il n'a pu continuer à s'occuper de son métier, et le 17 janvier, il est entré à ma clinique où il a occupé le n° 1.

« Le lendemain, à la visite, je constate les signes suivants :

« Amaigrissement notable, peau pâle et terreuse, rougeur circonscrite de la joue gauche ; impossibilité du décubitus sur le même côté ; respiration anxieuse au point de constituer une véritable orthopnée ; toux fréquente et pénible, accompagnée d'expectoration d'un liquide muqueux contenant des matières concrètes et opaques dans lesquelles se voyaient des tubercules miliaires. Il y avait, de plus, douleur entre les épaules, sueurs nocturnes partielles, fièvre le soir, faiblesse extrême, insomnie à cause de la toux, appétit et soif naturels, deux garde-robes par jour, urines anémiques.

« La percussion donne un son mat très-étendu dans les régions sous-clavières.

« L'auscultation nous fit entendre au sommet des deux poumons une expiration prolongée avec bronchophonie. De plus, dans la région sous-clavière droite, il y avait du râle sous-crépitant bien marqué ; je diagnostiquai une phthisie pulmonaire tuberculeuse au deuxième degré.

« Le traitement se borna à l'emploi de l'hypophosphite de chaux, le régime à deux soupes au pain. *Les effets du médicament furent si admirables*, que le deuxième jour la dyspnée avait disparu, la toux était moins fréquente et le malade pouvait dormir couché, chose qui lui avait été impossible jusqu'alors.

« Le cinquième jour, la respiration était devenue un peu plus fréquente, sans cesser d'être facile. Le malade pouvait faire de grandes inspirations sans amener la toux, et celle-ci n'existait que le matin. L'expectoration n'était plus que muqueuse, et les sueurs avaient disparu.

« Le treizième jour du traitement, la dose fut augmentée.

Le même soir, la toux augmenta et le malade rendit avec l'expectoration trois tubercules du volume d'une aveline et sept autres plus petits. Mon collègue, le docteur G. Duarte, professeur de pathologie générale et d'anatomie pathologique de cette Faculté, qui traitait en ce moment de ces productions morbides, se servit des matières rendues par ce malade pour les démonstrations de son cours.

« Le matin suivant, la respiration était plus libre; la percussion montra une augmentation de sonorité dans la région sous-clavière gauche, où le stéthoscope fit apercevoir que le murmure vésiculaire recommençait à se faire entendre. Le malade dormait tranquillement dans toutes les positions, prenait rapidement de l'embonpoint, et me demanda la permission de se lever et de se promener.

« Le dix-huitième jour, le malade toussait à peine, l'expectoration était muqueuse; il avait bon appétit et la nutrition progressait rapidement.

« Le vingt-troisième jour, la température atmosphérique tomba considérablement. Malgré nos avis, le malade, étant sorti de la salle de clinique, fut atteint d'une bronchite assez intense, dont les symptômes parurent s'aggraver sous l'influence de l'hypophosphite. Je fis donc suspendre cette préparation, et je recourus aux pectoraux et aux opiacés. A la suite de ces moyens, la bronchite avait cédé au bout de treize jours, et le malade fut mis de nouveau au traitement de l'hypophosphite.

« L'aggravation de la toux, reste de la bronchite, disparut le deuxième jour après la reprise du traitement spécifique, et le malade se trouva dans les mêmes conditions que celles où il avait été avant cette attaque.

« Le quarante-cinquième jour, la dose fut augmentée, *la respiration devint difficile et la toux plus fréquente*, ce qui me fit revenir à la dose précédente qu'il continua de prendre jusqu'au 10 juin. Il sortit alors dans l'état le plus flatteur. »

Le docteur Maestre ajoute à ces observations les conclusions suivantes :

« 1° L'hypophosphite de soude ou de chaux *doit être parfaitement pur*. C'est là une des causes des résultats avantageux que j'ai obtenus.

« 2° Il faut administrer les hypophosphites lorsque la tuberculose est en quelque sort à l'état isolé. On a vu que, lorsqu'elle est compliquée d'un état phlegmasique accidentel de l'appareil respiratoire, cette médication aggrave l'état du malade. Dans ce cas, il faut immédiatement le suspendre *pour en reprendre l'emploi aussitôt que la complication a disparu.*

« 3° Dans le traitement de la phthisie pulmonaire, on doit employer les hypophosphites seuls et sans autre préparation pharmaceutique si l'on ne veut pas en détruire l'effet.

« 4° La dose des hypophosphites ne doit pas dépasser une certaine limite. Au delà de cette dose, on s'expose à des résultats fâcheux.

« 5° Les hypophosphites alcalins sont les meilleures préparations actuellement connues pour le traitement de la phthisie tuberculeuse. »

V

Le docteur Parigot, professeur à l'Université, et médecin de l'hospice des Orphelines de Bruxelles, dans un article remarquable, publié dans le *Journal de médecine de Bruxelles*, a montré de la manière la plus péremptoire combien les allégations avancées par certains médecins contre l'efficacité des hypophosphites étaient dépourvues de fondement, combien elles contredisaient non-seulement les phénomènes de l'observation, mais toutes les données de la science. Voici les passages les plus saillants de cet article avec les observations qu'il renferme. Après avoir rapporté un passage dans lequel les docteurs Vigla et Trousseau avaient déclaré que pas un malade traîté par eux n'avait obtenu d'amélioration dans l'ensemble de son état, ou même de soulagement dans l'un des symptômes, le professeur Parigot dit (1) :

« Je viens, monsieur le rédacteur, après avoir expérimenté les hypophosphites, protester contre les exagérations que renferme ce jugement, exagérations qui sautent aux yeux à la simple lecture. Eh quoi! ces médicaments sont inactifs! Le phosphore introduit même à une dose assez élevée, dans l'économie animale, ne la modifierait pas! Dans l'état actuel de la science, et suivant la chimie organique, cela paraît impossible. Que cet agent ne soit pas, comme l'annonce M. le docteur Churchill, un spécifique contre la phthisie à tous les degrés (2), cela pourrait être vrai pour les périodes avancées de la maladie; mais qu'il modifie l'état des malades, cela tombe sous les sens de ceux qui l'emploient, et qu'il combatte avec avan tage quelques-uns des symptômes, c'est ce que l'expérience a démontré. Quant à moi, je vais, dans cette lettre, vous retracer divers cas qui se sont présentés tant dans ma pratique que dans le service sanitaire de l'hospice des Orphelines de Bruxelles, dont je suis chargé.

(1) Voyez mon ouvrage *Sur la cause immédiate de la phthisie*, p. 862 et suivantes.

(2) M. Parigot se laisse aller ici au préjugé ordinaire touchant l'action des spécifiques. Les hypophosphites sont le spécifique *de la diathèse* et par leur action sur l'état général, amènent la guérison à tous les degrés, mais seulement dans certaines conditions données (voy. mon livre sur la *Phthisie*, p. 647).

« Avant tout, est-il nécessaire de vous dire, Monsieur le rédacteur, qu'après vingt-cinq ans de pratique, on n'est guère porté à s'enthousiasmer à propos de médicaments opérant des guérisons miraculeuses ! Au contraire, nous sommes assez difficiles à convaincre, à défaut de preuves bien claires : généralement nous devenons sceptiques, et cela par suite des déceptions que nous avons éprouvées tant de fois. Aussi, après avoir lu l'ouvrage de M. Churchill sur le *Traitement spécifique de la phthisie pulmonaire et des maladies tuberculeuses*, je n'en conçus pas grand espoir, et ce fut plutôt à cause de ma position de médecin des hôpitaux et par devoir que j'expérimentai la méthode de cet auteur.

« En effet, les médecins qui, avant moi, ont été chargés du service des Orphelines, savent que ces enfants (procédant généralement de parents morts à la suite de la tuberculose) apportent dans cet établissement le germe qui, annuellement, leur fait payer un tribut fatal à cette maladie ; devant ce fait, je me crus obligé et bien placé pour essayer cette médication, d'autant plus que je suis à même d'agir aussitôt que les premiers symptômes de phthisie apparaissent. Voilà pourquoi j'essayai, et j'essaierai volontiers tout ce qu'on proposera contre cette cruelle maladie, surtout alors qu'il n'y a aucun risque à le faire. . . . .

« . . . . . A mon point de vue, ce serait déjà un très-grand bienfait que de pouvoir combattre les premiers symptômes, et de sauver le malade d'une maladie fatale lorsqu'elle a fait des progrès ; car, malgré ce qu'en espère M. Churchill, je crains bien qu'on ne réussisse que très-exceptionnellement dans les cas de phthisie confirmée ; lorsque, par exemple, la matière tuberculeuse, qui envahit quelquefois le poumon entier, se sera fait jour à travers les bronches, ou qu'une fièvre hectique bien prononcée annoncera une résorption purulente. Mais si la maladie se borne à une petite étendue du poumon, s'il y a absence de toute complication, combien cela changerait le pronostic pour ces pauvres malades, qui encombrent souvent les salles dans les hôpitaux, et devant lesquels les médecins passent parfois impitoyablement sans les regarder ! C'est probablement à ces malheureux délaissés que MM. Vigla et Trousseau se sont adressés, et, dans ce cas, rien ne serait fort étonnant qu'ils aient échoué. Quant à moi, dans les cas dont je soumets l'appréciation à mes confrères, je n'ai réussi complétement que : 1° dans le premier degré de la phthisie ; 2° lorsque je possédais un médicament pur et bien préparé ; et, chose remarquable, dans les premiers essais que je fis, l'hypophosphite de chaux était également bon et actif chez tous les pharmaciens, parce qu'alors il n'était point encore très en usage ; mais depuis qu'il est plus en vogue, les fabricants l'ont bien moins préparé, et notre *Journal* a même signalé sa falsification dans un article publié par MM. Heywaerts et Francqui.

« Lorsque les effets de ce médicament ont été sensibles, après avoir obtenu de l'amélioration bien marquée chez les malades, je n'ai point hésité à suspendre l'hypophosphite de chaux pendant un ou deux jours, et à recourir à diverses préparations antimoniales, à l'opium, à l'huile de foie de morue, ou bien à les faire prendre alternativement ; mais j'y suis toujours revenu et je m'en suis bien trouvé.....

« . . . . Maintenant il me reste à relater, pour terminer cette lettre, quelques cas que je place suivant l'ordre dans lequel ils se sont présentés. *Jusqu'ici, je n'ai point encore éprouvé d'insuccès.* Quant à deux ou trois de ces cas, il sera facile de s'assurer de la réalité des effets obtenus, puisque je puis produire les sujets des observations. »

OBS. VII. — « Marie S..., cuisinière dans un hôtel de Bruxelles, âgée de trente ans, d'un tempérament lymphatique, tousse depuis plusieurs années ; depuis quelque temps elle a maigri, elle n'a plus d'appétit ; sa voix est altérée. Elle est reglée, mais à des époques irrégulières, et a des pertes en blanc qui, dit-elle, l'affaiblissent beaucoup. Il y a un peu de fréquence dans le pouls ; la poitrine est aplatie vers la région supérieure ; à l'auscultation, il est facile de reconnaître que la respiration est amoindrie dans le poumon droit. La diminution de ses pertes utérines a eu lieu après avoir pris trois potions contenant chacune vingt grains d'ergotine. La toux et les autres symptômes continuant, je lui fis prendre, pendant quinze jours environ, l'hypophosphite de chaux.

« Cette fille est venue me remercier ; sa santé est bonne ; seulement la voix est restée voilée. Toutes les fonctions sont normales ; la toux est rare, et le murmure respiratoire se fait entendre dans la portion du poumon qui était primitivement attaquée. »

Obs. VIII.— « M. V..., de Paris, se présente à ma consultation. Il est de petite taille ; yeux bleus ; cheveux châtains foncés ; son teint est pâle ; une joue est colorée d'une rougeur vive ; il est triste et nous dit qu'il se croit atteint d'une maladie de poitrine. Il a perdu sa mère et une sœur à la suite de la phthisie. Il a commis des excès. Il est très-irritable, et sa profession exige que son imagination soit constamment active. Il tousse la nuit, n'a point d'appétit, dort peu, et transpire au moindre effort. Le pouls est petit, accéléré ; l'examen de la poitrine nous offre une conformation vicieuse : elle est déprimée sous les clavicules. Il a craché des filets de sang. Je lui prescrivis l'hypophosphite de chaux à prendre entre des repas légers, mais nourrissants. M. V... revint quelques jours après ; il me dit qu'il tousse moins, qu'il dort, qu'il ne sue plus autant et qu'il a de l'appétit. Comme il doit partir pour Paris, il se fera préparer les mêmes médicaments et emportera une recette qui doit lui servir plus tard. Ce qu'il y a de remarquable, c'est que le pouls est moins accéléré, et que la rougeur de la joue gauche a disparu. Depuis son départ, en novembre dernier, je n'ai rien appris de lui. »

Obs. IX. — « Mme la baronne D... tousse depuis six mois ; elle a beaucoup maigri ; ses forces sont diminuées ; elle transpire toutes les nuits. L'appétit a disparu. Le pouls est petit, souple, avec un peu de fréquence. Elle est devenue très-nerveuse et irritable depuis sa maladie ; la percussion et l'auscultation ne fournissent aucun signe positif. Elle n'a fait aucun remède ; son médecin à la campagne lui a fait prendre des décoctions d'orge et des potions adoucissantes : Je prescrivis l'hypophosphite de chaux. Dès le surlendemain, amélioration. Quatre jours après, les principaux symptômes étaient diminués ou bien avaient disparu. Après quinze jours de traitement, cette dame fut complétement remise ; elle a suivi pendant quelque temps encore un régime analeptique, et ses forces ont tellement repris qu'il semble qu'elle n'ait jamais été aussi gravement malade. »

Obs. X. — « L..., orpheline de dix-huit ans, a perdu ses parents de bonne heure ; une sœur est morte phthisique ; elle s'était toujours bien portée, quoique d'un tempérament lymphatique et d'une diathèse évidemment tuberculeuse. Elle est, en octobre dernier, prise tout à coup d'un crachement de sang. Elle se plaint de douleurs dans le dos ; elle tousse et transpire la nuit, ne dort plus ; l'appétit a totalement disparu ; les selles sont rares ; elle est atterrée de l'apparition de ces symptômes, et déclare à ses compagnes qu'elle ne vivra plus longtemps. Le pouls est petit, dépressible et légèrement accéléré. La menstruation n'a point cessé. La poitrine est bien conformée ; sa résonnance du côté droit, tant à la partie antérieure que postérieure, est sourde. A droite, le murmure respiratoire n'est pas perceptible, et il y a des râles sous-crépitants à gauche. Les quintes d'une toux sèche se répètent fréquemment. L'appétit est nul et les selles difficiles. Cette jeune fille a été soumise d'abord à un traitement composé d'hypophosphite de chaux seul ; l'amélioration fut prompte et surprit toutes les personnes qui l'entouraient et qui, habituées à voir la marche fatale de cette maladie, ne lui donnaient tout au plus que quelques mois à vivre. *Tous les symptômes s'évanouirent comme par enchantement;* seulement sa constitution, qui est éminemment tuberculeuse, rendra le danger de la phthisie imminent. Cette fille est encore un exemple de l'incurie propre aux personnes affectées de tuberculose ; c'est avec peine que nous avons pu la forcer, pour ainsi dire, à se soigner. Il a fallu l'autorité de la directrice de l'établissement pour qu'elle consentît à se présenter à notre visite. L'hiver, qui a été très-défavorable pour ces sortes de maladies, lui a fourni l'occasion de s'enrhumer, et elle ne fait que commencer à bien suivre mes prescriptions ; la toux a reparu par quintes, mais chaque fois l'hypophosphite calcique en fait justice ; l'appétit est revenu et les selles sont régulières. Enfin, cette orpheline qui, par sa constitution et par la nature des symptômes, paraissait vouée à une mort certaine, est actuellement, sinon dans un état de santé parfaite, au moins telle que tout nous fait espérer que sa constitution pourra encore se modifier. Hier, 17 mars, nous l'avons de nouveau auscultée : la respiration n'est point encore normale ; la maladie n'est donc qu'enrayée avec disparition des symptômes les plus alarmants, et c'est beaucoup. »

Obs. XI. — « R..., orpheline, est âgée de dix-sept ans, de petite taille, d'une constitution grêle ; elle procède de parents phthisiques ; sa sœur est morte, il y a quelque mois, de la même maladie. Au commencement de l'hiver, elle a été atteinte d'une toux sèche et très-fatigante ; le pronostic qui pouvait en résulter dans l'établissement ne pouvait être autre qu'elle suivrait la voie fatale que sa sœur avait parcourue. L'examen de la poitrine me fait reconnaître que le bruit respiratoire est augmenté ; la respiration est fréquente ; le moindre exercice essouffle cette jeune fille au point de ne pouvoir parler. Du reste, toutes les fonctions se font assez bien ; elle se plaint cependant de ne pouvoir dormir la nuit et de transpirer. Le pouls est fréquent sans dureté. Elle a pris l'hypophosphite, et, de ce moment, tous les symptômes de la maladie ont disparu ; examinée il y a peu de jours, la respiration est normale. »

Obs. XII. — « La santé de miss X..., à la suite d'un séjour prolongé dans une partie de l'Amérique, où les fièvres miasmatiques sont endémiques, a été compromise. Des traitements violents l'ont laissée dans un grand état de faiblesse ; un long voyage sur mer a mis à l'épreuve le restant de ses forces. Une leucorrhée chronique s'est établie ; l'appauvrissement du sang est évident chez cette personne, qui est d'un tempérament lymphatique, mais en même temps nerveux. L'énergie de caractère, jointe à une grande douceur, en font une espèce de malade que nous pouvons considérer comme une des meilleures pour soutenir une maladie longue et dangereuse. La face est pâle et le corps émacié ; le pouls est filant, il passe rapidement sous le doigt ; il y a cette altération qui indique l'éréthisme produisant une fièvre hectique. Devant ces symptômes, il fallut d'abord recourir à une médication légèrement tonique ; les astringents locaux sont employés avec succès ; l'état général semble s'améliorer, mais la poitrine se prend. Toux sèche, insomnie, sueurs nocturnes. Sentiment d'un poids sur la poitrine ; l'amaigrissement augmente et la position de cette jeune personne alarme tellement sa famille, qu'on la croit perdue. Elle le sait, mais cela n'influe en rien sur la sérénité et la tranquillité de son esprit. Malheureusement l'hiver et ses rigueurs ont augmenté sa disposition aux phlegmasies subsidiaires de la poitrine, et c'est dans cet état que nous crûmes devoir employer l'hypophosphite de chaux, et, nous sommes heureux de pouvoir le dire, cet état de malaise n'a point continué ; les symptômes les plus alarmants ont disparu. Actuellement, elle attend avec impatience des journées plus chaudes pour reprendre des exercices à l'air, dont elle sent cruellement la privation. L'administration de l'hypophosphite a été quelquefois suspendue, mais la reprise du spécifique a été toujours suivie d'une nouvelle amélioration. »

Obs. XIII. — « Mme... est âgée de quarante ans, d'un tempérament nerveux et lymphatique. Dans le courant de l'été dernier, elle a éprouvé plusieurs attaques épileptiformes qui, chaque fois, se sont terminées par des vomissements ; de plus, ces accès ont duré fort longtemps, et des efforts extraordinaires congestionnaient la poitrine et la tête pendant ces crises prolongées. Depuis cette époque, cette dame croit qu'à la suite d'une grande faiblesse de corps, alors qu'elle transpirait abondamment au moindre mouvement, elle se sera refroidie à la promenade, et aura contracté un rhume de poitrine. Il y a donc environ trois mois que cette dame tousse ; mais ce qui l'a effrayée, c'est que son haleine est devenue insupportable, et qu'elle expectorait des crachats brunâtres et sanieux excessivement fétides. Les personnes qui l'approchaient n'osaient lui en parler, mais elles la servaient avec la plus grande répugnance, et sa famille la considérait comme perdue. A la percussion, le poumon gauche présente une matité étendue de la partie moyenne vers sa portion supérieure ; des râles crépitants se font entendre dans la région pectorale gauche antérieure et dans la région sous-scapulaire du même côté. Il n'y a aucun symptôme qui indique l'existence de cavernes ; le pouls est faible, petit, mais non accéléré. Le courage moral est atteint, mais les forces physiques sont loin d'être abattues. La malade se plaint d'avoir été soumise à un traitement qui ne consistait qu'en purgatifs : elle n'a point d'appétit et les selles sont irrégulières. L'hypophosph te calcique a d'abord rétabli les fonctions de l'estomac, en même temps que les symptômes ont graduellement diminué d'intensité ; les crachats infects ont changé d'odeur et de goût, puis ont fini par disparaître. Cette dame est actuellement en pleine convalescence. »

Obs. XIV. — « Appelés dernièrement en consultation pour un vieillard de soixante-dix ans, qui avait été pris d'apoplexie à la suite d'excès vénériens, lesquels avaient eux-mêmes provoqué un appétit vorace et des excès de table ; mon honorable confrère, M. le docteur Pousset, et moi, nous employâmes d'abord les drastiques qui produisirent un excellent effet : mais notre malade était dans un état de prostration très-grande ; les systèmes nerveux et locomoteur étaient inertes. Dans cette conjoncture, ne pouvant recourir aux excitants ni aux toniques diffusibles, nous nous décidâmes à employer l'hypophosphite calcique à doses progressives, dans l'espoir de reconstituer le sang. Au bout de peu de jours, notre homme était debout, sans que nous ayons eu à craindre l'éventualité d'une nouvelle congestion sanguine dans les centres nerveux. »

« Voilà, Monsieur le rédacteur, continue M. Parigot, le résumé succinct de quelques observations faites dans ma pratique ; j'espère qu'elles pourront engager mes confrères à essayer les hypophosphites de chaux et de soude dans les cas où il est encore possible d'espérer quelque chose de leur effet sur l'économie. On le voit, nous sommes en thérapeutique peu partisans des écoles de Vienne et de Paris, *qui semblent ne vouloir point aller au delà de la constatation des maux qui affligent l'humanité ; aussi est-ce dans ces écoles que le scepticisme médical a pris les racines les plus fixes.* — L'humorisme des anciens a été bafoué, et cependant la chimie moderne nous y ramène..... Je termine donc cette lettre en concluant que, malgré MM. Trousseau et Vigla, il reste établi *que des succès inespérés peuvent être obtenus* de la méthode que nous devons à l'initiative de M. le docteur Churchill (1) »

VI

Le docteur Reinvillier. — Au démenti infligé aux prétendues expériences de MM. Vigla et Trousseau par M. Parigot, est venu s'ajouter celui d'un autre praticien. Le docteur Reinvillier a publié, dans la partie scientifique du *Courrier de Paris* (2), une revue de la première édition de mon livre sur la phthisie, dans laquelle il s'exprime de la manière suivante :

(1) *Journal de médecine, de chirurgie et de pharmacologie de Bruxelles.* — (26e volume. Avril 1858, pag. 329, 330, 332, 333, 334, 335, 336, 337.)

(2) 22 avril 1858

« Les faits annoncés par M. Churchill ont attiré l'attention d'un certain nombre de médecins, *malgré le découragement général produit par les traitements essayés contre la phthisie*; mais beaucoup de ces médecins ne paraissent pas avoir confirmé les résultats indiqués.

« Quelle que soit notre répugnance à parler de nous, nous croyons remplir un devoir en apportant notre modeste pierre à l'édifice. La question est assez palpitante d'intérêt pour l'humanité tout entière, et chacun doit dire ce qu'il sait et ce qu'il a vu du nouveau traitement de la phthisie.

« En présence de l'insuffisance bien reconnue des anciens moyens, nous avons désiré expérimenter d'après les données de M. Churchill, et, à notre grande joie, presque contre notre attente, nous avons réussi dans nos deux premiers essais. »

Obs. XV et XVI. — « Les deux malades étaient phthisiques, et parfaitement phthisiques au troisième degré. L'un avait trente-cinq ans : c'était un homme bien constitué, chez lequel la maladie n'avait pas pour cause l'hérédité, mais qui paraissait avoir été conduit là par de nombreux excès provoqués par les passions. L'autre était une jeune personne de dix-neuf ans, chez laquelle le dernier degré de la phthisie avait été constaté par plusieurs praticiens de mérite, et qui semblait n'avoir plus que bien peu de temps à vivre. On sait qu'à cet âge, cette cruelle maladie ne pardonne jamais, et que c'est pour cette période de la vie qu'on a inventé l'expression à la fois pittoresque et cruelle de phthisie *galopante*. Pendant quatre mois de suite la jeune malade a pris chaque jour l'hypophosphite de soude. Au bout de ce temps, la toux, l'expectoration purulente, les sueurs, la maigreur, l'extrême faiblesse avaient tout à fait disparu pour faire place à la fraîcheur du teint et au bien-être de tout l'organisme.

« Deux faits isolés ne constituent pas une preuve irréfutable, nous le savons, mais on doit convenir qu'ils ont néanmoins une valeur relative ; car, *si l'on songe que les exemples de guérison de cette funeste maladie sont très-rares, si l'on réfléchit que beaucoup de vieux praticiens n'en ont pas observé un seul*, non contestable, dans le cours d'une longue carrière, on conviendra ou que le moyen apporté par M. Churchill donne les plus grandes espérances, ou que le hasard nous a singulièrement favorisé. Au reste, nous avons entrepris une nouvelle série de recherches sur ce sujet.

« Les insuccès ne pourraient-ils d'ailleurs s'expliquer? Tout le monde a-t-il agi selon les règles prescrites, et le doute n'a-t-il point contribué à une administration plus énergique ou irrégulière?

« Puis enfin le médicament était-il toujours bien préparé?

« Nous demandions dernièrement au médecin en chef d'un grand hôpital de département, s'il avait obtenu de bons résultats des hypophosphites alcalins. Sa réponse fut négative, et nous lui demandâmes alors, s'il était sûr de la qualité du médicament employé. « *Non, certes,* » nous dit-il. Il ne serait pas étonnant qn'un produit non employé autrefois, qui demande une certaine habileté dans la préparation et qu'on est venu à demander tout à coup en assez grande quantité, ne fût pas ce qu'il doit être dans toutes les officines. »

Dans un nouvel article, du 9 septembre 1858, l'auteur revient sur la question dans les termes suivants :

« Il y a quelques mois, nous rendions compte à nos lecteurs des succès obtenus dans le traitement de la phthisie pulmonaire, au moyen des hypophosphites alcalins, et nous leur disions que, faisant nous-même des expériences sur une assez grande échelle, nous serions bientôt à même de leur faire connaître la valeur réelle de cette nouvelle médication.

« Aujourd'hui, nous sommes en mesure de tenir notre promesse : nous avons recueilli un nombre considérable d'observations, les unes qui nous sont personnelles, les autres qui appartiennent à d'autres médecins, et, dans presque tous ces cas, la médication phosphorée a été utile aux malades. *Il n'y a pas que les phthisiques au premier degré qui ont guéri, mais aussi bon nombre de ceux qui avaient parcouru toutes les phases de cette terrible maladie.* Est-ce à dire que l'on guérira désormais toutes les maladies chroniques de la poitrine? Non, certes, il ne faut pas y compter ; mais on peut déjà affirmer qu'on obtiendra souvent la guérison. Une pareille assertion paraîtra sans doute audacieuse à ceux qui n'ont pas vu par leurs yeux, ou qui ont accepté comme dernier mot de la science les dénégations des praticiens qui ont échoué dans leurs expériences. Cependant *il faudra bientôt se rendre à l'évidence, et reconnaître qu'au milieu du grand mouvement scientifique de notre époque, la thérapeutique a marché en avant comme les autres sciences, et qu'elle aussi a réalisé une grande conquête.* »

VII.

Le docteur **Galvez,** de la Havane, et le docteur **Jules Leriverend,** professeur de clinique médicale à la Faculté de médecine de cette capitale, ont publié ce qui suit dans le numéro de juin 1858 de la *Revista Medica de la Isla de Cuba* :

« Nous ne pouvons pas dire que nous ayons toujours obtenu de bons résultats, mais quelquefois *l'effet a été si avantageux que nous n'hésitons pas à croire que l'hypophosphite de chaux est le meilleur moyen connu pour combattre la tuberculose,* toutes les fois que celle-ci n'est pas arrivée à produire dans les poumons une désorganisation qui en entrave évidemment les fonctions par la formation de cavernes, ou la destruction d'un nombre considérable de cellules. »

Obs. XVII. — « Parmi les malades que nous avons traités, nous citerons spécialement le cas d'un jeune homme âgé de dix-huit ans, de tempérament lymphatique, de constitution faible et délicate, d'une famille dont plusieurs membres ont déjà succombé à la tuberculose. Il était sujet à s'enrhumer, avait une toux constante le matin, mais sans expectoration, et se plaignait de douleurs vagues et ambulantes dans la poitrine.

« La percussion ne donna aucun signe anormal, mais à l'auscultation on trouva des râles crépitants fins au sommet des deux poumons, avec quelques gros râles disséminés dans toute la hauteur.

« Ces signes, joints aux commémoratifs, nous firent diagnostiquer une phthisie tuberculeuse commençante, et nous lui administrâmes l'hypophosphite.

« Le traitement dura quarante jours, au bout desquels tous les phénomènes pathologiques énoncés avaient disparu. L'appétit du malade avait beaucoup augmenté. Son poids s'était élevé de sept livres, et aujourd'hui, quatre mois après le traitement, il jouit d'une parfaite santé, et son développement organique s'effectue d'une manière remarquable.

« L'hypophosphite est le seul remède qui ait été employé. »

Obs. XVIII et XIX. — « Depuis, nous avons administré l'hypophosphite dans deux cas semblables avec des résultats identiques, si ce n'est que les effets curatifs n'ont pas été aussi rapides, que le traitement a duré plus longtemps et qu'il a fallu employer des doses plus élevées. »

Obs. XX. — « Chez une fille de deux ans, atteinte de tubercules mésentériques, née d'un père tuberculeux et qui présentait tous les signes d'une période avancée de cette maladie, nous observâmes que, dès les premières doses de l'hypophosphite de chaux, l'appétit auparavant nul se développa, la fièvre nocturne diminua chaque jour d'intensité et de durée ; la diarrhée devint moins fréquente et les garde-robes prirent un meilleur caractère ; les sueurs disparurent complétement, et nous avions conçu, ainsi que les parents, l'espoir le mieux fondé d'une guérison lorsque l'enfant succomba en trois jours à une pustule maligne de la joue gauche. (La maison qu'elle habitait se trouvait près de l'abattoir.)

« Chez les individus qui présentaient des cavernes, nous avons obtenu des résultats variés. Quand l'excavation était petite, *les phénomènes généraux diminuaient rapidement, chez quelques-uns ils cessaient complétement.* Ainsi chez tous, nous avons noté une amélioration des fonctions digestives, la disparition de l'insomnie; chez la plupart, la cessation de la fièvre et des sueurs; chez un petit nombre seulement, nous avons obtenu un amendement notable des signes locaux fournis par l'ausoulta-tion et la percussion. Lorsque les cavernes étaient considérables ou nombreuses, nous avons souvent noté qu'après l'administra-tion d'une certaine quantité d'hypophosphite, la respiration se trouvait gênée, et dans ce cas, si on ne supprimait pas le médi-cament, les malades étaient atteints d'hémoptysie. L'un d'eux a succombé à un accident de ce genre en moins de vingt-quatre heures.

« Chez les malades dont la menstruation n'était pas encore supprimée, nous avons vu cette fonction se régulariser, mais nous ne l'avons jamais vue se rétablir quand elle avait été sup-primée. Nous avons noté que les individus qui présentaient des tubercules dont le ramollissement était peu avancé, supportaient des doses plus élevées du médicament que ceux chez lesquels la fonte était complétement établie ou qui présentaient déjà des cavernes.

« Comme résumé de nos observations, nous croyons que l'hy-pophosphite de chaux guérit la phthisie à la première période et qu'il en retarde la marche dans les périodes suivantes. Ce médicament a pour effet apparent d'augmenter l'appétit, de régulariser la digestion, et de supprimer la fièvre hectique et les sueurs colliquatives partielles ou générales. Ces phénomènes ont été observés par nous sur la grande majorité de nos malades et se trouvent d'accord avec ceux qu'a constatés sur les siens notre confrère le docteur Julio Jacinto Leriverend, professeur de pathologie interne à la Faculté de médecine de la Havane.

« Dans les cas avancés, il est nécessaire d'employer le médi-cament avec beaucoup de prudence. »

VIII

Le docteur Campbell. — Voici une observation qui a paru dans le *New-York Medical Press* du 14 janvier 1860. L'auteur, le docteur J. G. Campbell, relate les résultats qu'il a observés sur lui-même, dans les termes suivants :

OBS. XXI. — « Avant de commencer l'usage des hypophosphites de soude et de chaux, j'avais maigri d'une manière constante, par suite du ramollissement de tubercules situés dans le lobe supérieur du poumon droit. J'employais déjà depuis quelque temps une médication tonique sans effet appréciable, si ce n'est une légère augmentation d'appétit. Quelque temps après avoir commencé l'usage des hypophosphites, je trouvai que mes forces avaient beaucoup augmenté, que je dormais bien la nuit, et que les sueurs avaient cessé de me tourmenter. Le seul inconvénient que j'en éprouvai fut un épistaxis et le retour d'un flux hémorrhoïdal que je n'avais pas éprouvé depuis un an. Lorsque je commençai l'usage de ce remède, il y a cinq semaines, je ne pesais que 147 livres, aujourd'hui j'en pèse 161, ce qui est un peu plus que mon poids ordinaire lorsque je suis en bonne santé. J'ai bon appétit, je dors bien et je me sens parfaitement capable de vivre malgré la formation d'une cavité qui s'opère dans la partie supérieure de mon poumon droit. L'amélioration qui a eu lieu dans mon état général est des plus remarquables, et c'est ce qui m'encourage à parler ainsi. Tout le monde s'accorde à dire que je n'ai jamais eu l'air de mieux me porter qu'aujourd'hui. »

IX

Le docteur Heslop. — *The Medical Circular* de Londres du 8 février 1860 contient une lettre du docteur Heslop, de Preston, en Angleterre, dans laquelle, après avoir demandé des renseignements sur les résultats obtenus par d'autres observateurs, il s'exprime de la manière suivante :

« Dans les premières périodes de la maladie, j'ai traité plusieurs cas avec *un succès tellement marqué*, que je suis convaincu que les hypophosphites sont un remède d'une très-grande puissance. Je voudrais donc que le rédacteur du *Medical Circular* fît connaître à ses lecteurs tous les renseignements authentiques qu'il pourrait se procurer, soit pour, soit contre l'efficacité de ce traitement. Dans une question qui demande des observations aussi prolongées, la clientèle privée offre un champ trop limité pour que le praticien s'aventure à recommander un nouveau mode de traitement, à moins qu'il ne se sente appuyé par *quelque grande autorité*. »

Cette demande amena une lettre (1) d'un des médecins de l'hôpital de Brompton (le docteur Quain), dans laquelle, sans entrer dans aucun détail, il disait qu'il avait donné les hypophosphites à la dose de 3 gros (12 grammes) par jour, sans effet physiologique apparent, et qu'ils ne produisaient pas plus d'effet qu'une quantité égale de craie ou de carbonate de soude.

Cette assertion amena, de la part du docteur Heslop, la réplique suivante (2) :

« Au rédacteur du *Medical Circular :*

« En lisant les notices adressées à vos correspondants dans le journal de cette semaine, j'y trouve mentionnée l'opinion d'un des médecins de l'hôpital de Brompton, au sujet des hypophosphites. Comme cette opinion est entièrement opposée à ma propre expérience, vous jugerez peut-être que les remarques suivantes méritent une place dans votre journal :

(1) *The Medial Circular*, 7 mars 1860.

(2) *The Medical Circular*, 14 mars 1860.

« Au moment de vous écrire, j'ai déjà administré les hypophosphites dans vingt cas environ, à différents degrés de la maladie, principalement à la première et à la seconde période; deux étaient à la troisième. Un des malades prend le remède depuis douze mois; tous les autres depuis six mois. Ils sont encore tous en traitement. Bien loin de n'avoir remarqué aucune action physiologique, j'ai presque toujours observé dans chaque cas les effets suivants :

« Une grande augmentation de l'appétit; dans quelques cas, une augmentation de la chaleur animale; une diminution marquée de l'expectoration dans tous les cas. Les malades accusaient aussi une plus grande facilité dans la respiration.

« L'examen stéthoscopique m'a fait voir que les râles avaient diminué de nombre. *Dans un cas, ils disparurent complétement et furent remplacés par le murmure vésiculaire un peu plus rude qu'à l'état normal. C'était un cas de phthisie parfaitement caractérisée, mais chez lequel la maladie était limitée à la partie supérieure du poumon droit.* Dans d'autres cas, là où la respiration avait été faible et presque imperceptible, elle est devenue puérile, et l'essoufflement des malades a disparu.

« Les hypophosphites me paraissent donc agir comme des excitants respiratoires. »

Voici quelques cas :

Obs. XXII. — « En octobre dernier, je donnai à un jeune homme, âgé de vingt ans, l'hypophosphite trois fois par jour. Il avait tous les symptômes de la phthisie avec diarrhée. Le matin, il était inondé de transpiration; pas d'appétit; la perte des force et l'amaigrissement étaient si rapides que la maladie menaçait de prendre le caractère de phthisie galopante. Il y avait des signes évidents de tubercules crus dans les deux poumons. Après avoir pris les hypophosphites pendant un mois, son appétit était devenu *vorace*; pendant trois semaines successives, son poids s'était augmenté de trois livres par semaine, de sorte qu'il se sentit si bien et si fort qu'il a repris son travail comme ouvrier dans une fabrique, et le continue jusqu'au moment actuel. Je viens de le revoir samedi dernier

(25 février), ayant suspendu le traitement, il a de nouveau maigri ; il a une toux sèche avec un peu d'aphonie sans sueurs nocturnes. Je lui conseille le repos et la reprise des hypophosphites. Le temps montrera quels en seront les effets.

« Le malade n'a employé aucun autre traitement. »

Dans ce cas, la suspension prématurée du médicament spécifique a été suivi d'une rechute.

Obs. XXIII. — « Une sœur du dernier malade, âgée de vingt-cinq ans, souffre depuis cinq ans d'une phthisie chronique, dont le développement avait été retardé par l'emploi de l'huile de foie de morue, jusqu'à il y a un an. A cette époque, par suite de circonstances que je n'ai pu apprécier, son estomac a refusé de tolérer davantage ce remède, et sa santé décline rapidement. Chez elle, l'amélioration, produite par les hypophosphites, a été plus marquée encore et s'est maintenue avec plus de permanence que chez son frère. Je l'ai vue de nouveau le 25 février, elle m'a dit qu'elle se trouvait tout à fait bien, et qu'elle n'avait jamais été mieux de sa vie. Elle est devenue robuste et très-grasse. Tous les symptômes généraux ont disparu. Je n'ai pas eu occasion d'examiner sa poitrine. »

Obs. XXIV. — « Le 14 janvier de cette année, j'ai commencé à donner des hypophosphites à un fermier, âgé de quarante-trois ans, qui, depuis un mois, suivait une médication tonique sans aucun amendement, ni dans son appétit, ni dans ses forces. Depuis six mois, il a des symptômes de dyspepsie et a maigri graduellement. En examinant la poitrine, j'ai trouvé les signes d'un dépôt tuberculeux dans la partie supérieure du poumon gauche. Depuis l'administration des hypophosphites, son appétit est à peu près revenu, et dans quinze jours, son poids a augmenté de quatre livres.

« Évidemment ici, il y a eu un effet physiologique. Je suis si éloigné de croire que les hypophosphites ne produisent aucun effet, que j'ai pour habitude de les prescrire dans tous les états pathologiques, où il y a épuisement, perte d'appétit et faiblesse. La plus forte dose que j'ai pu donner est un demi-gros (2 grammes) par jour; *très-peu de mes malades peuvent prendre plus de quinze grains* (1 gramme) *par jour, sans se plaindre de céphalalgie, et d'un sentiment désagréable de plénitude dans la tête.* Dans un cas, il y a eu de l'épistaxis. Tous mes malades ont pris de l'exercice en plein air, lorsque le temps le permettait. Aucun amendement satisfaisant ne s'est manifesté dans un laps de temps moindre que trois semaines.

« Pour me résumer, j'affirme que les hypophosphites ont la puissance d'augmenter l'appétit, ce qui a lieu dans tous les cas; chez tous les malades que j'ai observés, ils ont diminué rapidement l'expectoration; dans quelques-uns, ils l'ont fait cesser complétement. Ils rendent la respiration plus facile et sont en même temps des hématogènes très-efficaces. Mon expérience ne me permet pas encore de dire s'ils guérissent la phthisie, mais je suis convaincu qu'ils en retardent la marche, qu'ils arrêtent le ramollissement, et qu'ils s'y montrent au moins utiles. »

Si par la guérison de la phthisie on entend la *reconstitution ou la reproduction* des tissus désorganisés avant l'emploi du traitement, les hypophosphites n'ont point cette puissance, et je n'ai jamais prétendu qu'ils puissent l'avoir, pour la raison très-simple qu'il serait absurde de la leur demander ou de supposer qu'elle pût se trouver dans une médication quelconque. Si, au contraire, on entend par guérison de la phthisie la disparition de la dyscrasie, la cessation de tout dépôt morbide, le rétablissement de l'état général normal et la *réparation* des désordres locaux, soit par résorption du tissu morbide, soit par son élimination et la formation d'un tissu cicatriciel, alors les hypophosphites guérissent la phthisie, et c'est là la seule manière dont raisonnablement et pathologiquement on puisse en concevoir la guérison. Compris dans ces termes, ce qui est rapporté dans l'article précédent, confirme de la manière la plus complète ce quej'ai annoncé sur les effets de cette médication.

X

Le docteur Dickson. — Le même journal contient, en outre, la lettre suivante adressée au rédacteur par le docteur Dickson :

« Au rédacteur du *Medical Circular* :

« Je réponds à la lettre de votre correspondant R. C. H. Au mois d'octobre dernier étant à Paris, je visitai le dispensaire du docteur Churchill, et m'étant assuré, d'après ce dont j'y fus témoin, qu'il y avait *quelque chose* dans le traitement de la phthisie par les hypophosphites (1), je résolus, à mon retour chez moi, de les employer dans ma clientèle particulière. Je m'en suis si bien trouvé dans la majorité des cas auxquels je les ai administrés, que j'ai l'intention d'en continuer l'emploi. Je les ai essayés dans environ trente cas, à toutes les périodes de la maladie. *Chez le plus grand nombre, environ les deux tiers, l'amélioration a été très-marquée.* D'après mon expérience, cette médication a montré une efficacité évidente dans les premières périodes de la maladie, quoiqu'un de leurs effets principaux, celui d'arrêter les sueurs nocturnes, les rende utiles à tous les degrés. Ce qui m'a le plus convaincu dans les cas que j'ai vu traiter par le docteur Churchill, c'est que les phthisiques qui se présentaient à son dispensaire appartenaient toujours aux classes pauvres de la société ; que le diagnostic ayant été établi par

(1) M. Dickson n'est venu que *deux fois* à mon dispensaire.

l'auscultation et par la percussion, les malades continuaient à subir les influences de leurs occupations journalières, du mauvais air, des logements malsains, de la mauvaise nourriture, quelquefois même du manque d'une nourriture suffisante; qu'ils étaient obligés de travailler pour se maintenir, et que, malgré cela, il se produisait chez eux de l'amélioration. Il me sembla donc que, si cette amélioration avait lieu, elle devait être attribuée au traitement. Depuis mon retour de Paris, j'ai prié plusieurs de mes confrères d'essayer ce traitement chez leurs malades, et ils m'ont assuré qu'ils en ont obtenu *les effets les plus extraordinaires*, parce qu'ils ont soumis ce traitement à un essai autrement loyal que celui du docteur Cotton et des médecins de Brompton. C'est au temps seul à décider jusqu'à quel point ces effets sont permanents. Toutefois, l'expérience que j'ai acquise est suffisante pour me convaincre que les hypophosphites constituent un agent puissant, que nous devrions soumettre, quand ce ne serait que par humanité, à une expérimentation loyale et impartiale. J'ajouterai qu'un de mes proches parents qui, depuis plusieurs mois, se fait traiter par le docteur Churchill lui-même, a retiré de ce traitement les effets les plus satisfaisants, ce dont je ne saurais trop me réjouir. »

XI

Le docteur Denobèle, médecin des prisons de Gand, a expérimenté les hypophosphites sur seize prisonniers, et a rendu compte des résultats dans les termes suivants (1) :

(1) *Quelques mots sur le traitement de la phthisie pulmonaire par les hypophosphites*, par M. Denobèle, médecin de la prison de Gand. (Extrait des *Rapports semestriels*. — *Archives belges de médecine militaire*, t. XXIV, 1859.)

« La phthisie a particulièrement attiré mon attention, et voyant que le traitement rationnel (???) (1) généralement suivi n'amenait aucun résultat satisfaisant, j'ai dû songer à le modifier.

« Je venais de lire un travail du docteur Churchill, dans lequel se trouve préconisé l'emploi des hypophosphites alcalins. L'annonce des guérisons nombreuses obtenues par ce médecin, les recherches de plusieurs praticiens consignées dans les journaux de médecine, et quelques observations publiées par les médecins belges m'inspirèrent assez de confiance pour m'engager à tenter quelques essais. Les idées théoriques venaient d'ailleurs à mon aide. En partant du fait que chez les phthisiques il y a surabondance de principes carbonés et diminution relative de l'oxygène destiné à former de l'acide carbonique dans l'acte de la respiration et de l'hématose, les efforts de la médecine doivent tendre à introduire dans l'économie une quantité d'oxygène assez notable pour venir en aide à la composition du sang. L'huile et les corps gras ne sont utiles que pour autant que leur carbone rencontre l'élément oxygène. Or, l'hypophosphite facilement réductible doit par cela même, abandonner promptement son oxygène, et de plus fournir à l'organisme du phosphore, élément qui fait défaut chez la plupart des phthisiques, chez ceux surtout que l'onanisme ou d'autres causes d'anémie ont conduit vers cet état. J'introduisais donc dans l'économie de l'oxygène destiné à former avec le carbone l'acide carbonique indispensable ; de plus, je fournissais du phosphore presque à l'état normal, enfin je n'avais plus de motifs pour craindre que tels corps gras eussent pu nuire par le défaut d'élimination de leur principe le plus actif. »

Il y a ici une erreur de chimie : les hypophosphites, au lieu d'être des corps réductibles, sont parmi les corps réducteurs les plus avides d'oxygène que l'on

(1) Comment ne pas voir que le mot « *rationnel* » hurle de se voir accouplé avec ceux de « traitement qui n'amène aucun résultat? »

connaisse. Ce n'est donc pas en abandonnant son propre oxygène que le principe *phosphoreux* opère l'oxydation des éléments avec lesquels il est combiné, mais en leur communiquant une affinité pour l'oxygène dont sans lui ils seraient dépourvus (voy. ce qui a été dit sur ce point dans mon livre sur la *Cause immédiate de la phthisie*, chap. IX, pag. 672, 673, 674 et 675).

« Je donnai la préférence à l'hypophosphite de chaux et je commençai mes essais le 26 août 1858.

« Depuis cette époque jusqu'au 3 décembre, seize malades atteints de phthisie confirmée au deuxième et troisième degrés (maigreur, toux sèche ou muco-purulente, sueurs nocturnes, son mat et râle sous-crépitant ou son caverneux, etc.), ont été soumis au remède et ont consommé en tout un kilogramme.

« Je n'ai remarqué aucun accident à la suite de l'ingestion de l'hypophosphite de chaux. Les premiers résultats que j'ai pu observer m'ont paru se manifester dans le système nerveux : *les malades sont devenus plus alertes, plus vifs, moins chancelants ; au bout de quelques jours, le système sanguin s'est relevé, la coloration a été plus vive, la chaleur un peu augmentée, le pouls plus développé, mais aussi plus fréquent.* Les hémoptysies qui sont survenues chez quelques sujets reconnaissent-elles pour cause cette excitation subite provoquée par le phosphore ? *Les sueurs nocturnes ont diminué chez quelques-uns, se sont entièrement supprimées chez d'autres, n'ont pas changé chez plusieurs. L'expectoration s'est modifiée considérablement chez la plupart, mais la dyspnée n'a changé ckez aucun.*

« Dans les premiers jours de l'emploi du médicament, l'estomac avait paru ne pas bien le supporter ; j'y ai remédié en faisant dissoudre le sel dans une plus grande proportion d'eau distillée.

« *Les fonctions digestives, languissantes chez la plupart des malades, se sont relevées chez le plus grand nombre d'entre eux, et j'ai pu constater que l'assimilation se faisait avec infiniment plus d'énergie.* Je m'en suis assuré en notant de temps en temps, pour quelques-uns, le poids du corps, ainsi que le fera voir le tableau suivant :

Noms des détenus.	Poids au commencement du traitement.	Poids à une époque postérieure.	Poids à la sortie ou à la fin du traitem.	Observations.
	kil.	kil.	kil.	
Barrat	66	63 ½	62 ½	Rentre le 19 décembre, ne pesant que 59 kil.
Van Maldeghem	63	»	65	
Jagard	67	»	68	
Meyer	71	71 ½	73	Il y a deux ans à son entrée dans la maison, il pesait 84 k.
Herwegh.	58	57	58	
Nyskens	70	69	72	
De Sodt	52 ½	»	54	
Van Cauwenberg. . . .	55	56 ½	60	
De Blaère	62 ½	»	65	
Tummermans	60 ½	»	63	
Dehertogh	70 ½	72 ½	73 ½	
Le même à sa rentrée .	72	73	74	Le 20 décembre, seize jours après la *cessation* du remède, il ne pesait plus que 73 kil.
Dufrène	63	65 ½	66 ½	

« Dans le tableau suivant, je me suis borné à indiquer les époques où le traitement a été commencé, suspendu ou terminé. J'ai cru utile d'ajouter pour chaque individu le résultat au dernier jour de la prise du médicamemt :

Noms des détenus.	Dates auxquelles le traitement a été commencé.	Dates auxquelles le traitement a été suspendu ou terminé.	Résultats du traitement.
Barrat	26 août.	29 sept.	Sorti de l'infirmerie en d'assez bonnes conditions.
Vandereyden.	15 sept.	22 sept.	Après huit jours a cessé à cause d'une série d'affections irritatives dans la cavité du bassin.
Van Maldeghem	28 août.	7 sept.	Sorti assez bien.
Jagard.	26 août.	3 déc.	État passable.
Meyer	26 août.	3 déc.	Assez bien : aphonie, raucité de la voix.
Herwegh.	3 nov.	3 déc.	État passable.
De Meyer	26 août.	12 octob.	A cessé le remède à cause de diarrhée et d'abcès par congestion à la suite duquel il est mort.
Nyskens	26 août.	3 déc.	Assez bien, mais aphone.
De Sodt	1er sept.	20 sept.	A cessé à cause d'hémoptysie.
Van Cauwenberg. . . .	6 sept.	3 déc.	Il ne tousse et n'expectore presque plus.
Melin.	26 août.	6 octob.	N'a rien obtenu ; a cessé à cause de diarrhée.
De Blaère	4 sept.	20 octob.	Sort, rentre le 30 octobre, prend le remède jusqu'au 3 décembre. Bien à sa sortie ; rentre neuf jours après.
Timmermans	20 nov.	3 déc.	Bien. Il sort trois jours après.
Dehertogh	26 août.	3 déc.	Amélioration évidente.
Dufrène	26 août.	3 déc.	Amélioration la plus gnificative.
Cuyvers	30 octob.	13 nov.	Bien.

« Le 3 décembre, l'hypophosphite *étant épuisé, j'ai dû forcément en suspendre l'usage.*

« Je n'ajouterai pas que je n'ai pas l'intention d'annoncer des guérisons, mais simplement des améliorations : que celles-ci m'ont paru plus évidentes et plus promptes que celles que j'observais antérieurement et qu'il faudra encore un grand nombre d'expériences et peut-être de tâtonnements avant de pouvoir constater si le traitement nouveau offre des avantages réels et définitifs. Toutefois je me crois fondé à poursuivre le traitement par les hypophosphites, parce qu'il m'a paru promettre plus de résultats que celui qu'un long usage avait fait admettre jusque aujourd'hui. »

XII

Les docteurs Feldmann et Pfeiffer, médecins du Dispensaire de la Société de bienfaisance Allemande à Paris, ont publié les observations suivantes (1) :

« Il reste avéré qu'en variant prudemment la médication par les hypophosphites, on *arrive à des résultats quelquefois surprenants.* C'est qu'en général, nous avons agi comme si la phthisie, jusque dans son espèce diathésique, était la plupart du temps curable.

« En n'abandonnant pas *même des cas extrêmement avancés*, nous avons prolongé la vie de bien des malheureux et *rendu au travail des individus que l'on pouvait croire près de leur fin;* ainsi :

Obs. XXV. — « Le nommé Junk, âgé de quarante-huit ans, atteint de cavernes des deux poumons et d'inflammations fongueuses des gaînes tendineuses de l'avant-bras gauche et du

(1) *Dispensaire de la Société allemande de bienfaisance.* Compte rendu du 1er juillet 1858 au 1er juillet 1860. — Paris, 1860, p. 28, 29 et 30.

pied droit, fut soutenu pendant très-longtemps au moyen de l'huile de foie de morue et de l'hypophosphite de chaux. Après chaque amélioration notable, il reprenait son dur ouvrage de démolisseur de maisons. »

Obs. XXVI. — « Rappelons encore, comme exemple, le nommé Stégé, âgé de trente et un ans, chaudronnier, entre nos mains depuis plus de quatre ans, qui, tout en travaillant, échappe de plus en plus à la tuberculisation du sommet droit dont il est atteint. C'est surtout l'hypophosphite de chaux qui lui a été utile. »

Obs. XXVII. — « Madame Léon, âgée de trente-trois ans, nous revient de temps en temps avec les symptômes d'une bronchite d'autant plus suspecte que sa sœur est morte phthisique. L'hypophosphite de chaux lui rend des services incontestables. »

XIII

Le docteur Taylor. — A la fin de 1861, M. Taylor a publié plusieurs articles dans *The Lancet* (1), de Londres, pour exposer les résultats de son expérience sur l'emploi des hypophosphites. Malheureusement, les sels employés par M. Taylor contenaient un composé de térébenthine qui non-seulement produit, chez les malades, des accidents gastriques qu'on ne remarque jamais lorsqu'on emploie les sels purs, mais qui de plus a dû nuire essentiellement à la manifestation complète de leur effet thérapeutique.

M. Taylor n'a pas donné d'observations de phthisie,

(1) *The Lancet*, nov. 30, dec. 7, and dec. 14.

mais dans plusieurs cas d'anémie, de débilité générale, de dentition difficile chez les enfants, il signale diverses phases de l'action physiogénique que nous avons exposée dans le chap. VI de notre livre, et il note spécialement *la rapidité surprenante avec laquelle cette action se manifeste quelquefois par le retour des forces et un changement complet dans l'aspect des malades.*

XIV

Le docteur Cotton, médecin de l'*hôpital des Phthisiques de Brompton* à Londres, et adversaire déclaré et incurable des hypophosphites, a cependant publié les observations suivantes (voy. pour l'article complet du docteur Cotton, mon livre *Sur la cause immédiate de la phthisie*, p. 933).

« Afin d'écarter toute objection quant à la pureté des hypophosphites dont je me servais, je me suis adressé à M. Swam (de Paris), le pharmacien qui prépare les sels phosphoreux du docteur Churchill, et il s'est empressé de la manière la plus obligeante de m'en envoyer gratuitement une quantité considérable pour l'usage du *Brompton Hospital.* Mes recherches ont porté sur douze malades internes de cet établissement. Je les ai choisis, comme on le verra, parce qu'ils offraient *presque toutes les conditions possibles* de maladie. »

Obs. XXVIII. — « T. M..., âgé de trente-six ans, cultivateur, entré le 1er novembre 1862. Malade avec amaigrissement depuis neuf mois, toux fréquente et pénible; respiration courte, hémoptysie il y a sept mois, appétit mauvais, douleur à l'épigastre et entre les épaules, organes digestifs, faibles, pouls 96. Son père est mort de phthisie, il a vécu pauvrement ne mangeant que rarement de la viande.

« *Signes physiques.* — Respiration rude et expiration prolongée avec beaucoup de râles sous-crépitants sous la clavicule droite.

« Le malade prit une demi-once de sirop d'hypophosphite de soude (15 grammes) (1), d'abord deux fois et ensuite trois fois par jour pendant quatre semaines. Au bout de ce temps il se sentait mieux et son poids s'était augmenté de sept livres. Quoiqu'il continuât à tousser et qu'il souffrît de dyspnée, on lui fit alors prendre le perchlorure de fer pendant six semaines, durant ce traitement il continua à s'amender et gagna encore deux livres en poids.

« Alors on administra de nouveau l'hypophosphite pendant trois semaines, l'amélioration allant toujours en progressant, mais sans nouvelle augmentation de poids.

« Le malade se trouva maintenant grandement soulagé, sa santé et ses forces bien rétablies, la toux avait disparu *ainsi que tous les râles notés dans le poumon droit.* »

Obs. XXIX. — « E. C..., âgée de dix-sept ans, entrée le 3 novembre 1862; toux depuis dix mois; dyspnée; hémoptysie de temps en temps; appétit mauvais; grande faiblesse et grand épuisement; pouls 100. Sa sœur est morte de phthisie.

« *Les signes physiques* indiquaient une cavité considérable au sommet du poumon droit, avec tubercules au premier degré, au sommet de l'autre poumon.

« Une once de sirop d'hypophosphite de soude (30 grammes par jour), et à cause de la fréquence de la toux, potion sédative d'éther chloreux et de morphine. Au bout de cinq semaines il y avait une amélioration évidente; la toux avait diminué; l'état général était meilleur, et la malade avait gagné 2 livres en poids. »

Obs. XXX. — « L. C..., âgée de trente-deux ans, entrée

(1) Les sirops d'hypophosphites sont au centième.

le 3 octobre 1862; malade depuis vingt mois; toux; pas d'hémoptysie; amaigrissement; dyspnée; aménorrhée depuis six mois; pouls 80; pas d'hérédité.

« *Signes physiques.* — Râles sous-crépitants au sommet du poumon droit; respiration soufflante avec râles sous-crépitants au poumon gauche. Elle prit d'abord une once et plus tard une once et demie de sirop d'hypophosphite de soude (30 et 45 grammes). Ce traitement fut continué pendant sept semaines, et pendant toute cette période l'amélioration fit des progrès constants; la toux alla toujours en diminuant, et le poids de la malade augmenta de 4 livres. On lui fit prendre alors le perchlorure de fer pendant quinze jours; mais elle se plaignit du mal de tête et ne put le supporter. »

Obs. XXXI. — « R. D.., âgée de vingt ans, entrée le 13 novembre 1862; malade depuis deux ans; toux; dyspnée; amaigrissement progressif depuis lors; hémoptysie; sueurs nocturnes; grande faiblesse; bon appétit; aménorrhée depuis cinq mois; pouls 110.

« *Signes physiques.* — Respiration rude avec râles sous-crépitants sous la clavicule droite; respiration rude et faible à gauche.

« On lui donna une once et demie de sirop d'hypophosphite de soude (45 grammes) par jour. Au bout de six semaines de traitement, l'amélioration était très-marquée, le poids de la malade avait augmenté de 8 livres. On supprima alors l'hypophosphite et on donna du fer.

« Mais la malade ne s'en trouva pas bien et demanda qu'on lui redonnât du sirop. »

Obs. XXXII. — « E. R., âgée de vingt-neuf ans, entrée le 17 novembre 1862; malade depuis trois mois; grand amaigrissement; toux; sueurs nocturnes; douleur entre les épaules; pas d'hémoptysie; digestion bonne; pas d'aménorrhée; pouls 96.

« Les *signes physiques* étaient ceux de tubercules en voie de ramollissement; sous la clavicule droite, respiration rude avec râles muqueux; du côté opposé, râles sous-crépitants abondants. La malade prit d'abord deux, ensuite trois grandes cuillerées de sirop d'hypophosphite de soude (40 et 60 grammes) par jour. Au bout de ce traitement, qui dura cinq semaines, l'amélioration fut assez marquée; la malade se disait mieux et plus forte. »

Obs. XXXIII. — « J. S..., âgée de quarante-sept ans, entrée le 6 novembre 1862; pas d'hérédité; toux depuis un an; amaigrissement; crachats sanguinolents depuis six mois; douleur entre les épaules; pouls 64; a cessé d'être réglée.

« *Signes physiques.* — Respiration rude et soufflante à droite; à gauche, respiration rude et faible avec râles sous-crépitants.

« La malade prit une once et demie de sirop d'hypophosphite de soude (45 grammes) par jour, pendant cinq semaines, avec une amélioration constante durant toute cette période. Je lui fis alors prendre le perchlorure de fer, mais il fallut cesser au bout de huit jours. »

Obs. XXXIV. — « M. A. L..., âgée de vingt-deux ans, entrée le 11 novembre 1862; malade depuis plusieurs mois; faiblesse; inappétence; toux; douleur thoracique; crachats sanguinolents depuis six mois; grand amaigrissement; pouls 110; menstruation irrégulière.

« *Signes physiques.* — Respiration rude avec râles sous-crépitants sous la clavicule droite; respiration soufflante sous la clavicule gauche.

« Une once et demie de sirop d'hypophosphite de soude (45 grammes) par jour. Pendant les premiers quinze jours il n'y eut aucun changement; mais, à partir de ce temps, la santé générale s'améliora; les forces augmentèrent, la toux diminua et la malade gagna 2 livres en poids. »

XV

Le docteur Vintras. — Dans le journal *The Lancet* du 5 septembre 1863, le docteur Vintras, médecin de la Société de bienfaisance Française à Londres, a fait paraître l'article suivant :

« J'ai lu dans *The Lancet* du 25 avril et du 2 mai les observations de douze cas de phthisie traités par le docteur Cotton, au moyen des hypophosphites de soude et de chaux. Comme de mon côté j'ai expérimenté ce traitement, je crois que ce n'est qu'un acte de justice envers le docteur Churchill, de publier quelques cas dans lesquels les hypophosphites ont été utiles. J'ajouterai que je ne connais nullement le docteur Churchill, mais que je me suis décidé à essayer son traitement après avoir lu les cas de succès publiés par lui dans les journaux de médecine.

« *Je ne donne que quatre cas, non pas que ce soient là les seuls succès que j'aie obtenus, mais parce que ce sont, selon moi, des résultats probants et décisifs.* »

Obs. XXXV. — « M. P..., âgée de douze ans, me fut amenée le 2 juillet 1863. Elle souffrait, me dit sa mère, depuis deux mois d'un fort rhume pour lequel on l'avait soignée à sa pension, d'où on la renvoya chez ses parents à cause de l'aggravation croissante de son état.

« Toux incessante, grande expectoration, inappétence, grand amaigrissement, sueurs nocturnes.

« Matité très-étendue sous la clavicule droite avec râles caverneux ; à gauche, respiration un peu courte mais normale.

« Je lui fis prendre une potion contre la toux avec des toniques sans amélioration.

« 10 juillet. — Vomissement du pus infect suivi de soulagement.

« 13 juillet. — Légère hémoptysie.

« 18 juillet. — Un peu de soulagement, sueurs nocturnes.

« Citrate de fer et de quinine pendant quinze jours sans amélioration.

« 2 août. — Nouveaux vomissements du pus, fièvre depuis deux jours.

« J'ordonne l'hypophosphite de soude avec potion contre la toux pour la nuit.

« Le 10 août. — Léger amendement; l'appétit commence à revenir. Je cesse la potion du soir.

« Le 20 août. — Un peu de toux sèche, à peine de l'expectoration, appétit bon, peu de sueurs nocturnes.

« Le 11 septembre. — A vomi de nouveau un peu de pus mais en bien moindre quantité et d'une odeur moins infecte. Cette vomique a eu lieu subitement et sans prodromes.

« Je continuai l'emploi de l'hypophosphite jusqu'au mois de février. L'enfant avait pris beaucoup d'embonpoint et avait un air de santé parfaite; plus de toux, cessation du traitement. Je l'ai revue plusieurs fois depuis, sa santé paraît parfaite. »

Obs. XXXVI. — « Madame D..., âgée de trente-huit ans, me consulta en décembre 1862. Elle a eu quatre enfants dont elle a nourri le dernier pendant treize mois, mais il lui a fallu le sevrer au mois d'octobre à cause de l'affaiblissement de sa santé, trois mois avant elle avait eu une hémoptysie qui avait duré huit jours. Depuis le mois d'octobre, toux continuelle, expectoration abondante, sueurs nocturnes, insomnie, aménorrhée.

« Matité sous la clavicule droite, douleur au même point, gros râles humides, à gauche respiration faible.

« Le 21 décembre. — Elle commença à prendre l'hypophosphite de soude et une potion contre la toux répétée toutes les quatre heures.

« Huit jours après, l'appétit s'était amélioré, la langue s'était nettoyée, la toux avait diminué, elle dormait un peu. Je fais continuer l'hypophosphite et administrer la potion seulement soir et matin.

« Le 6 janvier 1863. — Grande amélioration, toux beaucoup moindre, expectoration facile et moins abondante. L'appétit est revenu. Depuis plusieurs mois elle n'avait pas pu manger de viande, maintenant elle en mange avec plaisir.

« Je l'ai revue à la fin de janvier, l'amélioration continuait; elle était beaucoup plus forte, l'appétit était bon, la langue nette, elle ne toussait plus que le matin, ne prenait plus de potion calmante depuis quelque temps mais coutinuait toujours l'hypophosphite.

« En février elle est revenue me dire qu'elle était tout à fait bien, plus de toux, sommeil bon, retour des règles.

« Pendant tout le temps du traitement elle avait continué à suivre son occupation de maîtresse d'école. »

Obs. XXXVII. — « J. C..., vingt-neuf ans, fondeur en cuivre, vu pour la première fois le 29 novembre 1862, mort le 15 mars 1863.

« Malade depuis cinq mois. Début : hémoptysie abondante, sueurs nocturnes; toux fatigante, expectoration abondante, langue nette, appétit bon, grande soif.

« Lorsque je le vis pour la première fois il était alité depuis trois semaines. Un de mes confrères qui le vit avec moi ne lui donnait pas quinze jours à vivre.

« Je me décidai à lui administrer les hypophosphites pour voir quel en pourrait être l'effet dans un cas de cette espèce à toute extrémité.

« Je trouvai à l'examen un état de maigreur extrême, aplatissement du thorax et les signes d'une caverne au sommet de chaque poumon.

« Je lui fis prendre l'hypophosphite de soude et une potion calmante. Trois jours après avoir commencé le traitement il m'annonça que s'il continuait à s'amender de la sorte il serait dans une semaine en état de reprendre ses travaux.

« L'amélioration persista pendant un mois, il pouvait rester levé plusieurs heures par jour et se promenait dans la chambre; mais étant sorti sans ma permission pour aller voir un ami, il se fatigua, se mit au lit en rentrant et ne s'en releva plus quoiqu'il vécût encore deux mois.

« Dans ce cas l'effet immédiat de sel phosphoreux est incontestable et confirme la proposition du docteur Churchill, « que parfois, dès le premier jour, on note un grand accroissement de la puissance nerveuse. »

Obs. XXXVIII. — « M. F..., âgée de vingt-huit ans, mariée, sans enfants, m'a consulté le 1er novembre 1863. Elle souffre depuis plus de deux ans, elle a eu plusieurs fois des hémoptysies. Actuellement sueurs nocturnes, insomnie, inappétence, amaigrissement, grand affaiblissement, grande douleur entre les épaules. Le dernier médecin qu'elle a consulté lui a dit qu'elle était poitrinaire.

« Matité sous les deux clavicules, plus étendue à droite qu'à gauche, respiration courte et saccadée avec râles sous-crépitants ; elle ne peut plus faire une grande inspiration. A gauche, respiration courte et rude avec expiration prolongée. Je prescris l'hypophosphite de soude, et une potion calmante.

« Le 2 novembre, toux moins fatigante ; elle se trouva mieux, mais elle se plaint toujours de sueurs nocturnes et d'insomnie ; elle ne peut pas manger de viande. Même traitement.

« Le 8 décembre, amélioration ; la toux et l'expectoration ont beaucoup diminué ; elle dort bien la nuit et ne transpire plus qu'un peu la nuit. J'ajoute au traitement 10 centigrammes de quinine par jour.

« Le 6 janvier 1863, elle a été au bal et a pris froid ; la toux a beaucoup augmenté, douleur dans la poitrine et entre les épaules. Depuis quelque temps elle ne suit pas exactement son traitement. Je lui ordonne de le reprendre en omettant la quinine.

« Le 14, mieux, retour des forces et de l'appétit. Continuer les hypophosphites et 10 centigrammes de quinine, potion calmante, le soir seulement.

« Je continuai à la voir jusqu'au 11 mars. L'amélioration a été graduelle et constante ; elle a cessé la quinine depuis quelque temps et ne prend que les hypophosphites. Plus de toux, plus de sueurs nocturnes ; les règles viennent bien.

« Je retournai la voir en mai, il ne restait plus de symptômes de sa maladie. Elle m'a dit qu'elle se portait tout à fait bien.

« Cette malade souffrait depuis près de deux ans et s'était fait soigner tour à tour par plusieurs médecins : elle avait suivi toutes sortes de traitements sans en retirer aucun avantage, la maladie continuait à faire des progrès en dépit de toutes les médications jusqu'au moment où elle prit les hypophosphites. Après avoir pris ce remède pendant quatre mois, elle a déclaré qu'elle se sentait guérie. »

XVI

Extrait d'une revue des travaux du docteur Churchill, par le **docteur Chaillou,** rédacteur en chef du *Journal de médecine et de chirurgie pratiques.*

« Notre intention était de comprendre dans une seule analyse le livre de M. Churchill et quelques autres ouvrages sur la même matière, mais l'étendue de la première de ces publications, son caractère éminemment original, ses tendances réformatrices, les faits qui servent de base à l'édifice doctrinal de l'auteur, tout, jusqu'aux résultats contestés des épreuves auxquelles la méthode de M. Churchill a été soumise dans les hôpitaux, nous fait un devoir de consacrer exclusivement cet article à l'exposé d'un système théorique et pratique très-légèrement jugé par la plupart des médecins français.

« Nous concevons d'ailleurs sans difficulté la froideur et les préventions que rencontre toute œuvre nouvelle, dont l'auteur annonce *urbi et orbi* qu'il va guérir la phthisie pulmonaire d'une manière courante. Pourtant, s'il convient d'opposer le doute à de pareilles déclarations, s'il est prudent de se mettre en garde contre les assertions intéressées du charlatanisme, il n'est pas moins sage d'accueillir, sous la réserve d'un contrôle sérieux, l'idée neuve qui se produit avec le sceau du savoir et de l'honorabilité professionnelle, et d'aider plutôt que de repousser systématiquement les tentatives loyales faites en vue de circonscrire les ravages d'une affection que la masse des praticiens s'est trop habituée à considérer comme fatalement incurable.

« Nous n'avons jamais été fanatique des théories basées sur les actions et réactions chimiques qui se font dans nos organes, parce qu'en général on n'y tient pas suffisamment compte de l'intervention vitale : mais de même que les idées de M. Bouchardat et de M. Mialhe sur l'origine et le traitement du diabète ont appelé à juste titre l'attention des praticiens, de même l'opinion de M. Churchill sur la formation des tubercules et leur traitement rationnel, nous semble assez ingénieuse pour être l'objet d'une étude impartiale.

« Ainsi que le dit l'auteur dans son ouvrage, sa doctrine a pour base la méthode *stœchiologique* de στοιχέιον, élément, c'est-à-dire l'etude des éléments constitutifs des principes immédiats qui entrent dans la composition des organes. Parmi ces principes, il en est que l'auteur appelle *phosphatiques*, dans lesquels le phosphore est déjà arrivé à son maximum d'oxydation, et qui ont été étudiés avant ses travaux sur la phthisie, puis d'autres qu'il nomme principes immédiats *phosphoreux*, distincts des premiers et qui contiennent le phosphore à l'état oxydable ou combustible. Ces derniers se trouvent répandus dans la matière cérébrale et nerveuse, dans les globules du sang, dans les composés albuminoïdes ou protéiques qui constituent les matières premières dont se forment tous les tissus et tous les organes. Or, si chez un sujet prédisposé, une des causes éloignées de la phthisie vient à diminuer ou à supprimer le phosphore oxydable dans ces principes, les matières protéiques du sang étant incomplétement oxydées par l'acte de la respiration, soit pour atteindre à un degré supérieur d'organisation, soit pour être excrétées, se déposent et constituent dans les organes un précipité amorphe. De là, pour l'auteur, l'explication de la localisation élective des tubercules. « Plus la part prise par un organe dans le phénomène de l'oxydation, dit-il, sera grande (sommet des poumons, glandes du système lymphatique, etc.), plus il s'y déposera de matières tuberculeuses. »

« La condition productrice de la tuberculose ainsi établie, il s'agit de la faire cesser en augmentant ou en rétablissant dans l'économie le principe à phosphore *oxydable* qui y fait défaut. Pour cela, il faut introduire le phosphore sous une forme qui soit *à la fois oxydable et assimilable*, et aucune préparation phosphorée ne répond mieux à cette double exigence que les hypophosphites alcalins et principalement ceux de chaux et de soude.

« Les observations en très-grand nombre que publie M. Churchill, démontrent que l'action physiologique de ces sels se traduit rapidement par un sentiment inaccoutumé de bien-être et de force. L'appétit devient parfois excessif, et la sanguification prouve d'une manière péremptoire que pas un des hématogènes de la matière médicale ne saurait rivaliser avec les hypophosphites. Il suit de là que les effets médicamenteux de ces sels doivent être en rapport constant avec les effets physiologiques, et c'est effectivement ce qui ressort des observations citées dans l'ouvrage. Sous l'influence de l'amélioration générale, l'état local s'améliore pareillement..

« Cependant, pour que ce résultat soit obtenu, il faut que l'action des hypophosphites soit limitée et que les changements qu'elle produit dans l'économie soient *amenés lentement et d'une manière presque insensible.* C'est faute de comprendre ce principe et les conséquences qui en découlent que l'on voit quelquefois succomber des phthisiques qui réunissaient toutes les conditions pour guérir, si la médication eût été employée avec plus d'intelligence.

« Il existe d'autre part certaines contre-indications à l'emploi des hypophosphites, qu'il faut avoir toujours présentes à l'esprit. Ainsi, par exemple, on ne commencera pas leur administration pendant un état inflammatoire aigu ; il faudra d'abord combattre celui-ci par des moyens appropriés. On devra les suspendre dans la plupart des cas, si, pendant le cours du traitement, le malade vient à être atteint d'une complication inflammatoire, pour les reprendre aussitôt que les signes aigus de la complication auront disparu. Il est clair, en outre, qu'on n'emploiera pas les hypophosphites pendant une hémoptysie active et qu'on devra n'y recourir qu'avec une grande réserve dans le cas où les malades seraient atteints d'une affection du cœur.

« Pour que les hypophosphites agissent avec efficacité contre la phthisie, il faut que les lésions ne soient pas trop étendues. Il faut, enfin, que les sels employés soient d'une pureté irréprochable et que leur administration soit dirigée selon certaines règles.

« Les 252 observations que l'auteur rapporte et qui proviennent tant de sa pratique personnelle que de celle d'autres médecins qui l'ont imité, présentent 24 guérisons de phthisie au troisième degré et 5 de phthisie aiguë. Les autres guérisons concernent, en général, des phthisiques du second degré.

« Nous avons dit dans ce Recueil, à propos d'une réclamation de M. Swann, pharmacien à Paris, que le succès de la médication phosphorée dépendait beaucoup de l'état de pureté des hypophosphites. Cet habile interprète des vues de M. Churchill, attribuait à des préparations défectueuses les résultats nuls ou incomplets qui avaient signalé les expérimentations auxquelles on se livra il y a quelques années dans les hôpitaux. Depuis cette époque, M. Swann est parvenu à prévenir l'altération des hypophosphites et leur conversion en phosphates, en concentrant les liqueurs de manière à avoir une solution titrée qu'on transforme ensuite en sirop dont chaque gramme contient une quantité connue de ce sel et qui se conserve indéfiniment. On peut donc, et c'est ce que nous faisons personnellement, se servir de ces sirops en procédant comme on a pu le voir dans une note de l'article précité. M. Churchill combine aussi parfois le phosphore et la quinine dans le cas de diarrhée ou d'accidents intermittents.

« L'espace nous manque pour analyser plus longuement ce volumineux ouvrage, où l'auteur à la fois médecin, physiologiste et chimiste, s'élève aux sommets les plus ardus de la philosophie médicale pour descendre ensuite aux plus minutieux détails de la pharmacologie. Disons seulement qu'à l'aide des notions dogmatiques et pratiques dont nous venons de donner un court aperçu, M. Churchill espère que le clinicien, « devenu maître du procédé technique, pourra prévoir et déterminer le résultat du traitement d'un cas donné de phthisie pulmonaire, avec autant d'exactitude qu'une expérience délicate et compliquée de chimie ou de physiologie. » Qu'on lise donc son livre sans prévention, comme nous l'avons fait nous-même.»

XVII

Extrait d'une revue des travaux du docteur Churchill, publiée dans le *Courrier Médical*, par le **docteur Saint-Léger.**

« C'est une seconde édition de ses intéressantes recherches sur le traitement de la tuberculisation pulmonaire que l'auteur donne aujourd'hui. La première avait paru en 1857. Ces sept années ont fourni un nombre considérable d'observations, pour la plupart à l'appui de l'efficacité des hypophosphites dans la phthisie, et qui méritent l'attention de l'observateur impartial.

« M. Churchill sait avec quelle déplorable incrédulité le public médical accueille, non-seulement les résultats du traitement des tuberculeux ou des cancéreux, mais même les meilleures recherches, à l'exception de celles d'anatomie pathologique. Sur ces terribles maladies, il connaît l'esprit de son temps, et, faut-il le dire, ses travers ; mais, en possession d'un moyen qu'il croit bon, convaincu par les faits, il a voulu, en dépit du sentiment général, poursuivre une investigation que le plus grand nombre considère comme la pierre philosophale de la thérapeutique.

« On sent à la lecture de son livre qu'il ne s'est dissimulé aucune des difficultés du sujet et que, sachant bien toutes les objections qui lui seraient présentées, ou les oppositions systématiques qui lui seraient faites, il a voulu aller au-devant, en s'entourant des preuves les plus nombreuses, les mieux coordonnées, que les esprits prévenus puissent exiger.

« Par leur nombre, par leur mode de classement, phthisie au premier, au second, au troisième degré, par le temps écoulé depuis le moment où elles ont été relevées, par tous les détails les plus précis du diagnostic et des effets du traitement suivi jour par jour, les observations rassemblées dans l'ouvrage de M. Churchill constituent l'une des séries les plus complètes, sinon la plus complète, d'une médication opposée à la pneumophymie.

« A toutes les conditions de la plus rigoureuse exactitude, il a voulu en joindre une autre, en prenant soin de recueillir un peu partout les observations : à Cuba, où, comme on sait, la phthisie est si fréquente; dans les hôpitaux de Paris, qui veulent conserver le monopole des observations rigoureuses, et, enfin, dans la pratique générale.

« Mais, comment M. Churchill a-t-il été conduit à employer les hypophosphites, et quel est leur mode d'action?

« Il est parti de cette idée, que la diathèse tuberculeuse ne pouvait dépendre que de la perturbation de quelqu'une des fonctions primordiales de l'économie, et que ce devait être l'hématose; mais que, les variations de composition du sang dans la phthisie n'ayant présenté aucun caractère particulier quant aux éléments organiques, c'était dans les éléments inorganiques qu'il fallait rechercher cette modification probable.

« Il devenait naturel de faire intervenir l'expérimentation thérapeutique pour résoudre la question ainsi posée.

« M. Churchill chercha d'abord a augmenter l'un des éléments essentiels du sang, et il choisit le phosphore, celui d'entre eux dont la présence dans l'économie n'avait pas été l'objet de recherches suivies. Le phosphore en nature offrait de trop nombreux inconvénients pour qu'il s'arrêtât à son emploi, et c'est à l'hypophosphite de chaux qu'il donna la préférence.

« Il est très-intéressant de lire la relation du premier fait de tuberculose traité par l'hypophosphite de chaux, fait qui a servi de point de départ aux recherches ultérieures.

« C'est la diathèse que M. Churchill tente de combattre, et non les lésions, qui ne sont que la conséquence de l'état général. L'insistance avec laquelle il revient sur ce point, prouve que le problème est par lui très-bien compris ; mais peut-il être considéré désormais comme résolu? a-t-on trouvé un spécifique contre la tuberculisation pulmonaire ?

« A une telle demande l'auteur répond : Si on entend par spécifique un médicament qui guérisse toujours la phthisie à quelque degré que ce soit et de quelques lésions qu'elle s'accompagne, non; le spécifique n'est pas trouvé et il ne le sera jamais, car nul n'osera soutenir que l'on puisse refaire un poumon devenu impropre à la respiration par une infiltration tuberculeuse, ou par des cavernes nombreuses et profondes.

« Mais si, par médicament spécifique, on comprend celui qui modifiera certaines dispositions générales, et non-seulement l'état diathésique, mais encore les premières manifestations vers le poumon, leur siége de prédilection; si c'est là ce à quoi on applique le nom de spécifique, oui, il existe, et je crois fermement que ce sont les hypophosphites, dont le succès n'est pas assuré partout et toujours, mais dans un nombre de cas très-suffisant pour permettre de les considérer comme le meilleur médicament à opposer à la phthisie pulmonaire. »

XVIII

Extrait d'une revue des travaux du docteur Churchill, publiée dans la *France médicale*, par le **docteur Edmay.**

« Bon chimiste, excellent physiologiste, le docteur Churchill est surtout un praticien actif, et il nous semble avoir cela de commun avec les *organo-dynamistes*, que sa clinique est une induction constante : toujours il rapporte les signes à leurs conditions et proclame qu'en constatant les *faits*, qui ne sont que des résultats, on ne fait réellement œuvre de science que du moment qu'on les envisage dans leur conditionnalité.

« Voici l'énumération sommaire des principaux faits physiologiques et cliniques sur lesquels l'auteur s'appuie pour établir que, dans la tuberculose, il y a diminution des éléments organiques contenant le phospore à l'état oxydable :

« 1° Le phosphore existe dans l'économie à l'état *oxydable* ou combustible. Gobley a signalé sa présence dans l'œuf; Frerichs, dans le sperme; Frémy et Valenciennes, dans les muscles et en plus grande quantité chez l'adulte que chez les jeunes sujets; Vauquelin, Chevreul, etc., dans le sang; Mulder, Moleschott et Löwig, dans les matières albuminoïdes; Vauquelin, Frémy, etc., dans le cerveau et la substance nerveuse : suivant Couerbe et Lehéritier, la proportion de l'élément *phosphoreux* dans le cerveau croît avec l'âge, tandis qu'elle diminue chez les jeunes animaux et chez les idiots.

« 2° Demarquay, Duméril, Lecointe, ont constaté que, de toutes les substances, le phosphore est celle qui augmente le plus la température animale, tandis que Bouchardat, Ancell et Wunderlich ont constaté chez les tuberculeux le défaut de calorification et leur incapacité pour résister aux variations de la température extérieure.

« 3° Becquerel et Ancell ont constaté dans les urines des phthisiques un excès d'acide urique (sédiments urinaires) avec une diminution correspondante de l'urée ; on sait, d'autre part, que si on administre les hypophosphites aux phthisiques, les sédiments urinaires ou diminuent ou disparaissent.

« 4° Claude Bernard a démontré que « la coloration noire du sang veineux est un des caractères du sang ayant déjà servi aux métamorphoses moléculaires, et qu'elle est d'autant plus tranchée que les transformations organiques sont plus intenses et plus complètes, d'autant moins apparentes que les actions moléculaires sont plus imparfaites et plus faibles. »

« Or, la couleur rutilante du sang veineux que l'on remarque chez les tuberculeux a été spécialement signalée comme un des caractères de cette affection par beaucoup d'observateurs, tels que Sydenham, Boerhaave, Burdach, Parr, etc.

« Il y a donc chez les tuberculeux diminution de l'oxydation intra-organique.

« 5° La respiration pulmonaire ayant pour but d'oxyder, non pas, comme le supposait Lavoisier, toutes les matières combustibles du sang, mais un certain nombre d'entre elles, il est évident que ce sont les plus combustibles, c'est-à-dire celles qui contiennent les principes *phosphoreux*, qui ont le plus d'affinité pour l'oxygène et qui, les premières, subissent cette transformation.

« La restitution dans l'économie d'un principe immédiat aussi indispensable que l'élément phosphoreux ne borne pas son action à la seule diathèse tuberculeuse. Le docteur Churchill assure avoir employé les hypophosphites avec le plus heureux résultat dans un grand nombre d'états morbides autres que la tuberculose, tels que : certaines affections chroniques des voies respiratoires, la myélite chronique, la spermatorrhée, l'anémie invétérée, le rachitisme, la dentition retardée chez les enfants, l'affaiblissement chez les femmes grosses et chez les nourrices, etc.

« Il est indispensable d'établir quel est, en dehors des idées particulières au docteur Churchill, l'état actuel de la science, qui n'a pas varié depuis vingt ans sur le pronostic de la phthisie pulmonaire.

« L'étude de la phthisie, sous le point de vue de la curabilité, dit M. Louis, est encore bien peu avancée...., car dans les faits de guérison connus jusqu'ici le désordre a été constamment très-limité, et *le résultat a été obtenu* non par quelque circonstance fortuite et néanmoins appréciable, plus ou moins facile à reproduire dès lors, mais *par des circonstances* individuelles *jusqu'ici entièrement inconnues*, et à la recherche desquelles les médecins doivent désormais s'appliquer d'une manière suivie. » (Louis, *Recherches sur la phthisie*, p. 573, 2e édition, 1843.)

« Il semble difficile que l'on puisse étudier sans prévention la série d'observations que renferme l'ouvrage actuel sans conclure que cette condition, jusqu'alors inconnue, semble aujourd'hui trouvée et peut être reproduite à volonté. L'on ne saurait tout au moins, lorsqu'il s'agit d'une question de vie ou de mort pour un tiers de la population adulte, repousser avant de s'être fait personnellement une conviction contraire, ces trois assertions de l'auteur, par lesquelles il affirme péremptoirement :

« 1° Que le remède spécifique de la *diathèse tuberculeuse* consiste dans l'emploi d'une préparation phosphorée ayant à la fois le double caractère d'être assimilable et oxydable ;

« 2° Que lorsque la mort arrive dans les cas traités par les hypophosphites, elle est due, soit aux lésions préexistantes à l'emploi de la médication, soit à l'intervention de quelque complication consécutive ou accidentelle ;

« 3° Que dans aucun cas elle n'est amenée par la production d'un nouveau dépôt tuberculeux après l'emploi du traitement, à moins toutefois que celui-ci n'ait été complétement interrompu pendant que le malade est resté exposé aux causes productrices de la tuberculose.

« Telles sont les propositions générales posées par le docteur Churchill. Ses efforts sont louables assurément, et ses déductions sont d'une logique irréprochable. En attendant, c'est aux cliniciens qu'il appartient de se prononcer sur cette question importante, et l'ouvrage du docteur Churchill nous paraît conçu de manière à leur en faciliter la solution. Deux cent cinquante-deux observations détaillées, comprenant vingt-quatre guérisons de phthisie au troisième degré et cinq de phthisie aiguë, ces derniers faits jusqu'ici uniques dans la science; l'exposé loyal et complet de toutes les opinions publiées jusqu'ici, soit pour, soit contre l'efficacité des hypophosphites, par trente et un observateurs différents, d'après les résultats offerts par le traitement de plus de cent cinquante malades, autres que ceux de l'auteur : voilà, en somme, les matériaux cliniques sur lesquels le docteur Churchill appelle le jugement de ses confrères. C'est afin de leur inspirer le désir d'étudier cette question, dont il serait difficile d'exagérer la portée et l'urgence, que nous avons cru devoir la soulever devant eux. »

XIX

Revue des travaux du docteur Churchill, publiée dans la *Gazette des hôpitaux*, du 8 septembre 1865, par le **docteur Berchon**, chirurgien-major de la Marine impériale, directeur du service sanitaire à Pauillac.

« Le docteur Churchill vient de faire paraître une deuxième édition de son livre rapidement épuisé en 1858, et les développements qu'il a donnés à sa première œuvre sont tellement considérables, qu'ils constituent pour ainsi dire une publication nouvelle.

« Ce succès peut paraître singulier à bon nombre d'esprits de notre temps, peu disposés à accorder leur confiance aux méthodes proposées pour guérir la phthisie, mais il est suffisamment justifié par le caractère scientifique de l'auteur, par la foi qui l'anime à chaque page de son ouvrage, et, disons-le aussi, par le soin qu'il a pris de mettre sous les yeux du lecteur les faits qui servent de base à son livre.

« M. Dechambre écrivait en 1858 dans la *Gazette hebdomadaire* : « Nous avons l'honneur de connaître particulièrement M. Churchill. Sa conviction profonde, l'honorabilité de son caractère nous ont interdit tout d'abord de traiter ses affirmations avec l'irrévérence qui accueille d'ordinaire trop justement les inventeurs de spécifiques, les guérisseurs de l'incurabilité. A nos yeux, il valait la peine d'expérimenter. »

« Nous sommes dans les mêmes conditions que M. Dechambre : depuis de longues années, nous avons suivi le traitement d'un grand nombre de malades soumis aux hypophosphites, spécialement au dispensaire de la rue Larrey, établi par M. Churchill depuis 1857, et nous pouvons affirmer d'abord que les règles les plus précises de l'observation moderne ont été suivies dans la large expérimentation à laquelle notre confrère s'est livré depuis l'époque de sa première communication à l'Académie de médecine.

« Loin de se laisser aller au découragement naturel

que l'accueil fait à ses premières recherches pouvait produire, M. Churchill a poursuivi ses travaux avec persévérance, alors même que les illusions tenaces de tout inventeur à voir généralement adopter ses idées avaient dû s'évanouir, et son livre actuel n'est que l'exposé méthodique et complet de tous les documents qui se rattachent à une question dont il est inutile de surfaire l'importance.

« On sait, en effet, l'énorme part que prend la phthisie dans la mortalité générale du globe : désastreuse pour toutes les races d'hommes, sous toutes les latitudes, dans toutes les conditions de la vie, elle moissonne le tiers de la portion adulte du genre humain, et nous n'avons pas besoin d'accumuler ici les citations démontrant la triste évidence du peu d'efficacité des divers traitements successivement préconisés jusqu'à présent contre cette redoutable affection. Son incurabilité n'est que trop nettement reconnue par les meilleurs praticiens de notre siècle, tels que Laënnec, Maygrier, Andral, Louis, Piorry, Bouillaud, Grisolle, Monneret, Fleury, Rilliet, Barthez, etc., pour ne parler que des médecins français. On pourrait même dire que cette incurabilité est admise sans conteste par le public.

« Or, c'est contre cette croyance générale que M. Churchill s'efforce de réagir, et aujourd'hui comme en 1858, il déclare : qu'il existe un moyen de guérir toujours et à coup sûr la phthisie pulmonaire *dans certaines conditions précises et rigoureusement déterminées*.

« Une pareille affirmation exige des preuves sérieuses, complètes, et nous croyons que le lecteur les trouvera dans le long chapitre du volume consacré à l'exposition et à la reproduction *in extenso* des observations détaillées qui constituent la base principale de l'édifice que l'auteur a voulu construire. Cent trente-sept feuilles de Clinique, comprenant les succès complets ou incomplets de la méthode comme ses *revers*, forment les éléments d'une statistique telle qu'on n'est pas habitué peut-être à en rencontrer à notre époque, et nous ne pensons pas qu'il soit possible d'instituer une expérimentation plus sévère, plus consciencieuse, plus conforme aux exigences légitimes de la science, que celle dont le lecteur peut parcourir les actes dans la première moitié de l'ouvrage que nous essayons d'analyser.

« Nous regrettons certainement que les bornes d'un article bibliographique ne nous permettent pas d'entrer dans des développements que l'importance de la question exigerait, et cependant nous ne pouvons nous dispenser de signaler à l'attention des médecins certains chapitres du livre écrit par M. Churchill avec l'entrain que donne la foi, et, ajoutons-le, avec la sévérité de style et la puissance de logique qui dénotent un élève de Buchez.

« Parmi ces chapitres est celui du *Pronostic de la phthisie* envisagé sous le rapport thérapeutique pur et dans ses éléments naturels : étendue de la lésion ; degré des altérations locales ; type ou marche de la maladie ; état héréditaire ; âge, sexe, genre et intensité des complications ; chacune de ces conditions de l'affection doit être en effet pesée avec soin, et c'est avec une sage réserve que l'auteur a fait cette appréciation difficile, loin de conclure hâtivement sur tous les *desiderata* révélés par l'observation.

« Dès la première édition de son livre, il avait dit : « L'issue de la maladie traitée par les hypophosphites dépend de l'état anatomique de la lésion, et surtout de son étendue et de la présence ou de l'absence de complications. » Et ses conclusions sont restées les mêmes après six années de recherches nouvelles.

« Un autre chapitre important est le sixième intitulé : *Du mode d'action des hypophosphites dans la guérison de la phthisie.* Sous ce titre est un véritable exposé de thérapeutique rationnelle sur les conditionnalités de tout résultat curatif ; sur le rôle réel et la conception scientifique des médicaments que leur puissance exceptionnelle a fait dénommer spécifiques ; sur les droits enfin que les préparations hypophosphoreuses ont à cette qualification d'après leurs effets thérapeutiques sur les symptômes et les lésions de la phthisie.

« Nous ne ferons qu'indiquer ce qui a trait à la chimie et à la pharmacologie des hypophosphites, parce qu'il est évidemment impossible de faire en quelques lignes le résumé des détails nombreux et techniques qui sont relatifs aux caractères spéciaux de ces préparations ; aux soins à prendre pour les obtenir pures ; aux choix que l'on doit faire des différents sels de cette classe dans tel cas déterminé ; aux formules à préférer selon les circonstances générales ou individuelles du traitement.

« L'histoire des recherches qui ont conduit M. Churchill à choisir ces moyens thérapeutiques est sûrement plus attrayante et met en lumière ses droits incontestables à la priorité de la découverte dont il revendique l'honneur. Nous recommandons aussi, incidemment, l'appendice qui suit ce chapitre, et qui contient la liste longue et tristement instructive des remèdes employés ou recommandés à différentes époques contre la tuberculisation pulmonaire. Cette liste renferme plus de trois cents agents médicamenteux ou simplement hygiéniques, dont la vogue éphémère rappelle à l'auteur ces vers du poëte :

Multa renascentur, quæ jam cecidere, cadentque
Quæ nunc sunt in honore.....

« C'est dans le même ordre d'idées que le docteur Churchill, avant d'exposer sa théorie de la tuberculose, a voulu résumer aussi la série des théories physiologiques ou vitalistes, solidistes ou anatomiques, humorales ou chimiques, qui ont eu cours dans la science, non point dans le but d'établir à grands frais d'érudition des contradictions péremptoires, mais au contraire pour arriver à prouver que ses idées offrent précisément la clef des divergences des hypothèses antérieures, en même temps qu'elles en comblent les lacunes. C'est en s'inspirant des règles posées par son maître Buchez dans sa remarquable *Introduction à l'étude des sciences médicales*, qu'il s'est efforcé de démontrer que sa conception inductive de la diminution dans l'économie d'un élément phosphoreux, distinct de l'élément phosphatique admis avant lui, « établissait un lien de mutuelle dépendance entre les différentes catégories de phénomènes que les hypothèses anciennes laissaient dans une indépendance relative inexplicable. »

« Il a fait de cette diminution, par épuisement ou défaut de reproduction de cet élément phosphoreux, une des conditions essentielles de la diathèse tuberculeuse, et prouvé comment cette théorie pouvait servir à expliquer aussi les phénomènes physiologiques et anatomiques constatés dans les affections tuberculeuses, ainsi que les relations pathologiques de ces affections avec d'autres maladies, telles que la scrofule, l'anémie, la chlorose, etc. Il y a dans toute cette partie du livre, consacrée aux rapports de la *phospholigie* ou *manque* de l'élément phosphoreux, et aux conditions étiologiques si multiples de la tuberculisation, des considérations originales et vraiment nouvelles qu'il est d'ailleurs fréquent de rencontrer dans tout l'ouvrage. Nous ne pouvons en donner ici qu'une idée très-incomplète, car un exposé même sommaire n'eût qu'effleuré ou mieux défloré le sujet. Aussi préférons-nous conseiller au lecteur d'en faire un examen attentif.

« Nous ne ferons qu'indiquer aussi, pour la même raison, les conclusiens dans lesquelles M. Churchill, généralisant sa théorie de la tuberculose, et partant de la présence dans l'économie de principes immédiats dont l'organisme tire son existence, constitue d'après ses recherches sur l'efficacité des hypophosphites, une méthode thérapeutique nouvelle destinée à lutter contre la pathologie stœchiologique, c'est-à-dire contre les variations morbides des principes immédiats de notre corps.

« La longue histoire critique des essais souvent informes d'expérimentation de l'emploi des hypophosphites contre la phthisie depuis 1858 jusqu'à nos jours, termine enfin l'ouvrage, et n'en serait pas la partie la moins intéressante si le sort réservé aux découvertes de tout genre n'était pas trop souvent identique. Il n'y a guère lieu de s'en étonner. Tout chercheur doit savoir d'avance ce qu'il rencontrera sur sa route d'indifférence, de légèreté ou de mauvais vouloir. Son seul recours sera probablement toujours l'excellence de ses recherches, la solidité de ses raisonnements, et la sûreté de son jugement. Ce qu'il peut faire pour hâter alors le triomphe de ses idées, c'est d'en exposer les détails aux lecteurs, juges en dernier ressort des disputes scientifiques. Nous croyons que le docteur Churchill bénéficiera de cet appel aux médecins, et nous pensons qu'il est difficile à un auteur de mettre plus franchement qu'il ne l'a fait chacun en mesure de se prononcer. »

XX

M. Wilson. — Dans un Mémoire sur le traitement de la phthisie, lu devant la Société de Médecine de Londres (*Junior Medical Society of London*), M. Wilson, de l'*Hôpital de Charing-Cross*, après avoir cité le traitement par les hypophosphites découvert par le docteur Churchill, a ajouté « qu'il était complétement d'accord avec ce médecin sur leur efficacité, et qu'il espérait les meilleurs résultats de la généralisation de leur emploi, mais qu'il fallait qu'on les employât *pendant longtemps* et d'une manière rigoureuse. » — *The Lancet*. Dec. 1863.

XXI

Extrait d'une revue des travaux du docteur Churchill, publiée dans *le Scalpel*, du 10 mars 1864, par le **docteur Barella.**

« Lorsque, en 1857, M. Churchill publia la première édition de son livre, il ne rencontra guère que des sceptiques. Cet accueil ne fit rien perdre à l'auteur de sa foi dans les hypophosphites.

« Aujourd'hui, se basant sur des faits nouveaux, il vient affirmer que « *pour le praticien qui est complétement maître du procédé technique*, la guérison d'un cas de phthisie peut être conduite avec autant de certitude qu'une expérience délicate et compliquée de physiologie ou de chimie.

« Pour l'auteur, tous les phénomènes de la tuberculose peuvent se rattacher logiquement à la diminution dans l'économie du principe *phosphoreux* (phosphore oxydable). De là, indication des hypophosphites, qui sont, d'après Churchill, le spécifique de la diathèse tuberculeuse.

« Le principe qui sert de fondement à cet ouvrage est celui-ci :

« Toute lésion organique de cause interne a pour condition antérieure un désordre physiologique, un trouble de la fonction de nutrition. Mais celle-ci ne s'exerçant que sur les *principes immédiats* qui sont les intermédiaires nécessaires entre l'organisme et le milieu ambiant, d'où il tire ses matériaux, il s'ensuit que tout trouble de la nutrition organique a pour corrélatif nécessaire une modification des principes immédiats. » De là, nécessité d'une *pathologie stœchiologique* (de στοιχεῖον, élément), c'est-à-dire d'une pathologie basée sur l'examen des conditions anormales qui modifient la matière vivante.

« Churchill part d'une hypothèse sur la cause immédiate de la tuberculose ; cette hypothèse l'a conduit à l'emploi d'un moyen thérapeutique nouveau, dont l'effet curatif lui sert de preuve et de vérification ; puis, de l'action du médicament contre la diathèse tuberculeuse, il *déduit* une théorie par laquelle il cherche à expliquer tout l'ensemble des phénomènes pathologiques observés dans cette classe d'affections. On le voit, le procédé de l'auteur est parfaitement logique; le tout, c'est de s'assurer si l'hypothèse émise sur la cause immédiate de la tuberculose est vraie; si, en second lieu, l'action curative du médicament est démontrée : *naturam morborum ostendit curatio.*

« Au fond, il importe fort peu au praticien que l'auteur soit arrivé à préconiser les hypophosphites par voie d'empirisme, en imitant la manière de procéder de Paracelse et de Rademacher, deux illustres empiriques, ou par voie d'*induction*, par un procédé scientifique, philosophique. Le praticien n'est pas si exigeant : il se trouve en face du plus grand fléau de l'espèce humaine, et en présence d'un médecin d'une honorabilité parfaite, affirmant une proposition tellement hardie qu'elle semble tout d'abord un de ces audacieux paradoxes comme notre époque tourmentée en a tant vu naître et mourir. Le praticien s'inquiète peu que l'auteur ait découvert un spécifique contre la diathèse tuberculeuse, par voie d'empirisme ou par voie d'induction; mais comme Churchill fait le procès à l'école anatomique, comme il est le père d'une nouvelle doctrine pathologique, la pathologie stœchiologique, il faut examiner le traitement de l'auteur tel que celui-ci le donne; en d'autres termes, il faut vérifier les deux bases de cette doctrine, voir si réellement la tuberculose est due à la diminution dans l'économie de phosphore oxydable, si les hypophosphites corrigent cette diminution, si, surtout, ils sont efficaces contre la diathèse tuberculeuse.

« Le lecteur se formera une conviction sur ce point

en lisant les pages remarquables du chapitre VI : *Du mode d'action des hypophosphites dans la guérison de la phthisie.*

« Dans l'impuissance où nous sommes de faire une critique de l'ouvrage de Churchill, nous n'avons que deux choses à dire : d'abord, que l'auteur a voulu tenter pour la phthisie ce que d'autres ont tenté pour la glycosurie (Bouchardat, Mialhe, Garrod), et pour le scorbut (Garrod) ; qu'il faut admettre avec lui que si la *méthode d'observation* est bonne pour reconnaître, pour constater les faits, l'observation, le numérisme, ne peut rester la seule base des travaux cliniques, qu'il faut procéder aussi par voie d'hypothèse, d'*induction* ou d'expérimentation, ainsi qu'on le fait en physiologie, en n'excluant pas tout à fait les raisonnements *à priori*. Nous devons ajouter que si la doctrine de Churchill ne repose point sur des faits exacts, bien observés, elle aura le sort de tous les édifices bâtis sur le sable mouvant. Que les praticiens de bonne foi répètent donc les expérimentations de l'auteur, non avec l'intention de le trouver en défaut, en sceptiques qui ne demandent qu'à ne pas croire, mais en se conformant aux règles, au *modus faciendi* posé par lui. Il est impossible que la vérité soit contradictoire à elle-même, il est impossible que deux expérimentateurs procédant de la même manière, *dans les mêmes conditions*, arrivent à des résultats opposés.

« L'expérience seule doit donner une sanction à la doctrine de Churchill, ou la faire rejeter. C'est là un motif puissant pour que le praticien honnête et consciencieux se donne la peine d'étudier un ouvrage d'ailleurs très-intéresssant. Disons que l'auteur rapporte un bon nombre de phthisies guéries *à tous les degrès*, parmi lesquelles plusieurs cas de guérison de *phthisie galopante*, les seuls qui existent dans la science.

« L'auteur ne prétend certainement point guérir les moribonds ni les morts, et il se moque à bon droit des confrères qui prennent pour sujet de leurs expérimentations par les hypophosphites les hommes épuisés par le marasme ou la colliquation, ou présentant des *lésions trop étendues*. Il prétend guérir, mais *dans certaines conditions et en se conformant à certaines règles*. Il explique, du reste, dans les termes suivants ce qu'il entend par guérison de la phthisie :

« Si par guérison de la phthisie, écrit l'auteur, on entend la *reconstitution* ou la *reproduction* de tissus désorganisés avant l'emploi du traitement, les hypophosphites n'ont point cette puissance, et je n'ai jamais prétendu qu'ils puissent l'avoir, pour la raison très-simple qu'il serait absurde de la leur demander ou de leur supposer qu'elle pût se trouver dans une médication quelconque. Si, au contraire, on entend par guérison de la phthisie la disparition de la dyscrasie, la cessation de tout dépôt morbide, le rétablissement de l'état général normal et la *réparation* des désordres locaux, soit par résorption du tissu morbide, soit par son élimination et la formation d'un tissu cicatriciel, alors les hypophosphites *guérissent* la phthisie, et c'est là la seule manière dont raisonnablement et pathologiquement on puisse en concevoir la guérison. »

« Un grand nombre de praticiens ont publié le résultat de leurs expérimentations au sujet des hypophosphites. En Belgique, MM. Parigot et Denobèle paraissent s'être bien trouvés de leur administration. M. Deforchaux, à Anvers, sur le petit nombre de phthisiques qu'il a traités (16) par les hyophosphites, n'a constaté qu'une amélioration momentanée, caractérisée par l'éréthisme des systèmes nerveux et circulatoire.

« A d'autres observateurs, qui ont, ceux-ci, critiqué avec injustice le traitement de Churchill parce qu'ils l'appliquaient mal, sans aucun souci des règles posées par lui, parfois avec des hypophosphites impurs, d'autres fois avec le médicament administré à des doses toxiques, s'appliquent les paroles de l'illustre Claude Bernard :

« Lorsqu'un expérimentateur trouve des résultats contradictoires à ceux annoncés par ses prédécesseurs, au lieu de s'empresser de les publier, il doit être, au contraire, bien plus circonspect. Les expériences contradictoires, ou autrement dit les résultats négatifs, sont toujours les plus faciles à obtenir, par la bonne raison que, dans toutes les sciences, il y a mille manières de faire mal une expérience, et souvent une seule de la faire convenablement. *Des faits négatifs ne prouvent donc absolument rien contre un fait positif.* Dire qu'on n'a pas trouvé la sensibilité récurrente, cela ne saurait aucunement prouver qu'elle n'existe pas, cela indique simplement qu'on n'a pas su se metttre dans les conditions où elle existe. *L'art de bien faire une expérience est nécessairement le résultat d'un long apprentissage de la part de son auteur, apprentissage par lequel doivent nécessairement passer tous ceux qui voudront la répéter convenablement après lui.*

« Nous ne pouvons qu'engager les praticiens à répéter les expérimentations de l'auteur, en se plaçant dans les mêmes conditions que lui, en suivant exactement toutes ses prescriptions, à les inviter à faire connaître le résultat de leur pratique par la voie des journaux de médecine : le temps seul nous apprendra, en effet, à quoi il faut s'en tenir sur l'efficacité des hypophosphites. En attendant, nous n'hésitons pas à le proclamer, l'auteur a droit à la reconnaissance de tous; les efforts généreux, tentés dans un but de progrès, d'humanité, sont éminemment louables, dût même le résultat ne pas répondre aux espérances de l'auteur, et celui-ci prendre pour des réalités de décevantes illusions. »

XXII

Extrait d'une Revue des travaux du docteur Churchill, publiée dans **The Lancet** de Londres, en septembre 1864, par **M. Hart**, rédacteur en chef.

« Nous n'avons pas besoin de rappeler à nos lecteurs que les vues publiées par le docteur Churchill, en 1857, soulevèrent une opposition formidable et furent rejetées par les autorités les plus compétentes en fait de maladies de poitrine. On lui reprochait surtout de n'avoir pas établi ses théories sur un nombre de faits suffisant.

« La plus simple justice nous force à admettre que la nouvelle édition de son livre affaiblit l'objection de ses adversaires dans sa partie la plus essentielle. L'édition actuelle renferme, en effet, cent trente-trois observations détaillées de phthisie pulmonaire, traitée d'après sa méthode et dont les résultats confirment complétement l'efficacité de son traitement. Ce fait seul donne à l'auteur le droit de demander à ses adversaires qu'ils soumettent à un nouvel examen les conclusions auxquelles ils étaient arrivés, et nous demandons, au nom de la science et de l'humanité, que cet examen soit fait avec une exactitude et une inpartialité complètes. »

XXIII

Le docteur Thorowgood. — Le docteur Thorowgood, médecin de l'Hôpital pour les Maladies de Poitrine, de la ville de Londres (*City of London Hospital for Diseases of the Chest*), a publié, dans le *The Medical Mirror* de 1864, un mémoire étendu, contenant les observations suivantes :

Obs. XXXIX. — « Rosa G..., malade depuis quatre mois : grande faiblesse, amaigrissement, toux très-fatigante. Le matin, expectoration grisâtre ; oppression, douleurs de poitrine, fièvre. Cent pulsations. Matité avec respiration rude et bronchique sous la clavicule droite. A pris d'abord de l'acide nitrique avec de la teinture d'écorces d'orange, puis l'huile de foie de morue sans résultat. Le 11 août 1863, elle commença l'usage des hypophosphites.

« Au bout de quinze jours, elle vint m'annoncer que la toux avait disparu, que la respiration était devenue libre, et qu'elle n'avait plus besoin de traitement.

« Le 10 février 1864, la malade, ayant cessé le traitement, est revenue de nouveau, se plaignant de douleurs de poitrine, de toux, de fièvre et d'amaigrissement. Remise au traitement par les hypophosphites, elle s'est de nouveau trouvée rétablie le 3 mars, et depuis lors il n'y a pas eu de rechute. »

Obs. XL. — « 4 janvier 1864. Anne G.... Douleurs de poitrine, oppression, toux fatigante, expectoration difficile ; matité et expiration prolongée sous la clavicule droite. Pendant cinq semaines, elle prit les expectorants, le perchlorure de fer, et de la morphine, mais sans aucun soulagement. Le 13 février elle fut mise au traitement par les hypophosphites. Le 22 février elle se sentait si bien, qu'elle a demandé à quitter l'hôpital. »

Obs. XLI. — « Jeanne C.... se plaint de grande faiblesse, toux sèche et fatigante, langue saburrale, appétit nul, douleurs très-vives dans l'épaule gauche. Pouls 120. Respiration rude sous la clavicule gauche et dans la fosse sus-épineuse. Le quinquina et l'acide nitrique furent administrés pendant huit jours sans produire d'amélioration, et elle fut mise au traitement des hypophosphites.

« Au bout de dix jours, les forces étaient revenues, la toux et l'expectoration étaient grandement soulagées. Elle continua encore pendant quelques semaines ; le pouls était tombé à 80, et la toux était devenue insignifiante. »

Obs. XLII. — « Elisa V..., recemment accouchée, allaite son enfant. Matité au sommet du poumon gauche, respiration saccadée. Pendant un mois on lui a appliqué la teinture d'iode sur la poitrine, et elle a pris du fer et de l'huile de foie de morue, mais sans aucune amélioration. Le 22 octobre, elle commença à prendre les hypophosphites.

Le 5 novembre, amélioration très-marquée, plus de douleurs de poitrine ni de dyspnée. Le 29 novembre, se trouve guérie.

Obs. XLIII. — « Elisabeth F..., depuis quelque temps elle a maigri et perdu ses forces, elle souffre des douleurs dans la poitrine et tousse beaucoup.

« Le 23 juillet, elle fut auscultée par le docteur Andrews, qui constata de la respiration tubaire au sommet droit, avec retentissement de la voix. Je lui fis prendre l'huile de foie de morue avec du quinquina et du sirop d'iodure de fer pendant deux mois. Les symptômes allèrent en s'aggravant, et le sommet gauche commença à se prendre. Le 8 octobre je commençai le traitement par les hypophosphites. Il y eut immédiatement une amélioration notable et persistante; les signes physiques éprouvèrent une diminution notable, et le 2 novembre elle demanda à partir. »

Obs. XLIV. — « A..., veuve, souffre depuis longtemps, et a déjà employé un grand nombre de traitements. Toux fréquente, oppression, douleurs de poitrine; pouls 130; matité et respiration très-rude sous la clavicule gauche. Je prescris les hypophosphites. Au bout de trois semaines, il y avait une amélioration sensible. Le pouls était tombé à 120; l'expectoration et les douleurs avaient diminué. Trois semaines plus tard, l'amélioration était encore plus marquée, et le 17 décembre se croyant bien, elle cessa le traitement, et je ne la revis que le 25 avril 1864. A ce moment, je trouvai une aggravation très-notable de tous les symptômes. Elle se plaint d'une faiblesse et d'une prostration extrêmes et d'une fièvre ardente; la nuit, elle est inondée de sueurs; elle a une douleur vive au côté gauche, la toux est fréquente, avec une expectoration abondante et épaisse qui tombe au fond de l'eau. Elle a craché deux fois du sang. Le pouls est faible et agité ; douleurs à la percussion sous la clavicule gauche, craquements humides très-marqués ; matité dans la fosse sus-épineuse droite, avec respiration bronchique. Elle demande qu'on lui redonne le même médicament qui lui avait fait tant de bien la première fois, et on la remit au traitement par les hypophosphites. Le 3 mai elle était encore dans le même état, se plaignant de douleurs très-vives dans la poitrine et de sueurs nocturnes excessivement abondantes. Le pouls à 118. Elle continua l'usage du remède, et vingt jours après elle disait qu'elle se sentait une nouvelle existence ; le pouls à 88, plus de douleurs, la respiration beaucoup meilleure, à peine de la toux et presque pas d'expectoration. Je la revis plusieurs mois après et elle continuait à bien se porter. »

Obs. XLV. — « Une petite fille, âgée de quatorze ans, se présenta, le 19 octobre 1863, avec les signes de phthisie commençante dans le poumon gauche. Pouls à 130 ; beaucoup de toux, surtout pendant la nuit. Matité et respiration tubaire et saccadée dans la région sous-clavière gauche.

« Jusqu'au 7 décembre, on lui administra les alcalins, les amers, l'huile de foie de morue et le fer, mais sans aucune amélioration. On la met alors au traitement par les hypophosphites. L'amélioration s'opéra graduellement, et elle partit guérie le 15 juillet 1864.

« Au mois d'août 1865, un an après, elle continuait à jouir d'une parfaite santé. »

Obs. XLVI. — « Frédéric A... se présente à l'hôpital de Victoria-Park le 28 mars 1864. Il se portait bien jusqu'à il y a dix jours ; il était très-fort, portait des poids très-lourds et pouvait courrir en montant une colline, sans se sentir essoufflé. Il y a dix jours sans fatigue ni effort préalables, il s'est réveillé à deux heure du matin avec un accès de toux et un crachement de sang rutilant qui a duré depuis lors. Facies pâle et abattu, pouls faible, toux fréquente avec expectoration sanguinolente. Dans la région sous-clavière droite, matité et râles humides. On lui donna de l'acide sulfurique et le sirop de pavots jusqu'au 11 avril, sans amélioration. Il y a de l'oppression, la toux est fatigante et l'expectoration mélangée de sang. On lui prescrivit les hypophosphites, qu'il continua à prendre jusqu'au 16 mai 1864 sans aucun autre médicament. Peu à peu la toux et l'expectoration diminuèrent et finirent par disparaître complétement ; l'appétit revint et il se trouva en état de reprendre son travail.

« Le 9 octobre 1865, le malade se représente à l'hôpital et confirme de nouveau que depuis six mois il s'est si bien trouvé, qu'il n'a pas interrompu son travail un seul jour ; mais il a cessé depuis lors tout traitement, et depuis huit jours la toux est revenue et les crachats sont de nouveau mélangés de sang. Il se plaint aussi de douleurs dans la poitrine, surtout du côté droit. On y trouve, à l'examen, de la matité et des râles humides nombreux. La respiration est tès-faible du côté gauche.

« On lui prescrit de nouveau l'hypophosphite de soude, et huit jours après, l'amélioration est déjà très-sensible ; la toux a diminué et il n'y a pas de sang dans les crachats. Le pouls est à 84. On ajoute au traitement de l'huile de foie de morue, mais il ne peut pas la supporter et continue l'hypophosphite seul. Depuis lors, il a repris ses travaux complétement rétabli, et engraissait tous les jours d'une manière sensible. »

Obs. XLVII. — « William P.... âgé de quatorze ans, s'est présenté à l'hôpital le 14 décembre 1863. Il est pâle et il se plaint d'une toux incessante avec beaucoup d'expectoration, perte de forces, amaigrissement et diarrhée continuelle. La poitrine du côté gauche est très-aplatie, donne de la matité à la percussion, et est pleine de râles humides dans la moitié supérieure. Au côté droit la respiration est rude et l'expiration très-prolongée sous la clavicule. Il dit qu'il est malade depuis trois ans et qu'il a pris une grande quantité d'huile de foie de morue. On le met au traitement par les hypophosphites.

« Le 21 décembre, l'état reste le même; on persiste dans le traitement, et le 11 janvier 1864 on constate qu'il y a un mieux sensible ; l'expectoration a beaucoup diminué, et la diarrhée a cessé.

« Le 25, le progrès continue. Les râles humides du côté gauche ont beaucoup diminué, mais dans un point je note de la respiration bronchique, comme s'il s'y était formé une petite excavation. Comme il a toujours l'aspect pâle et amaigri, je remplace l'hypophosphite par le perchlorure de fer.

« Le 8 février, je trouve une aggravation notable ; la diarrhée est revenue et le pouls est monté à 100. Je le remets à l'hypophosphite. L'amélioration se reproduit de nouveau, la toux a disparu, il a pris de l'embonpoint et des forces. Les râles humides du côté gauche ont presque entièrement disparu, mais la persistance de la respiration bronchique dans un point circonscrit me fait croire qu'il a dû se former une petite cavité. Le malade partit le 4 avril 1864, et continua à jouir d'une bonne santé pendant près d'une année sans employer de traitement, mais le 15 mai 1865, il se représente de nouveau et nous apprend qu'après avoir joui d'une bonne santé depuis un an et pendant tout l'hiver, il fut repris de nouveau, il y a six semaines, de toux, d'expectoration abondante, de nausées avec vomissements et de diarrhée.

« A l'examen, je trouvai des signes évidents d'une cavité du côté gauche et quelques râles humides du côté droit. Le pouls est à 124. On lui donne pendant quinze jours l'huile de foie de morue, avec le perchlorure de fer et de la morphine, sans aucune amélioration ; il vomit presque tout ce qu'il mange. On a de nouveau recours à l'hypophosphite, et dès le 12 juin on constate une amélioration évidente : il y a moins de toux, moins d'expectoration, la diarrhée a cessé. Pendant les quinze jours suivants, les progrès continuèrent à être également marqués, mais il cessa de nouveau le traitement et je le perdis de vue. »

Obs. XLVIII. — « Au commencement de janvier 1864, se présente à l'hôpital un homme pâle et amaigri, qui raconte que sa maladie a commencé il y a neuf mois par des hémorrhagies abondantes. Depuis lors, amaigrissement, perte de forces, toux fréquente, expectoration sanguine, respiration tellement courte qu'i peut à peine marcher la largeur de la chambre et ne peut articuler que deux ou trois mots de suite. Pouls 124. Sous la clavicule et dans la fosse sus-épineuse du côté droit, je trouve une respiration bronchique, des râles humides et de la bronchophonie. A la base du poumon gauche il y a de la matité et du râle crépitant.

« Il fut mis au traitement des hypophosphites, et dès le 23 janvier, il y avait une grande et notable amélioration. Il a continué le traitement jusqu'en septembre 1865 et s'est alors senti assez bien pour reprendre son travail de tisserand. Il a à peine de la toux, il n'y a plus d'hémoptysie, mais la respiration est un peu courte et on trouve les signes d'une excavation au sommet du poumon droit. »

Obs. LXIX. — « Madame A.., âgée de trente-six ans, personne aisée, mère de plusieurs enfants, m'a consulté le 29 décembre 1864. Elle a toujours été d'une santé délicate, et depuis plusieurs années elle a de la toux et une expectoration sanguinolente. Il y a deux mois, après son accouchement, l'état de la poitrine s'aggrava, et deux médecins qu'elle consulta furent d'avis qu'il y avait un engouement du sommet du poumon droit. Je trouve, en effet, de ce côté de la matité, et par places la respiration tantôt faible et tantôt bronchique. A l'angle externe de l'omoplate gauche, il y a des craquements secs. On la met aux hypophosphites, et dès le 2 janvier 1865, on note que la respiration est plus libre qu'il y a moins de battements de cœur, mais que la toux et l'expectoration sont encore très-fatigantes. On continua le traitement et le 6 février elle se trouvait presque bien, n'ayant que très-peu de toux et à peine de l'expectoration. Les forces et la gaîté sont revenues. La respiration est toujours faible du côté droit. Du côté gauche elle est redevenue normale.

Le 6 mars, sauf parfois un peu de toux le matin, elle jouit d'une santé parfaite. »

Obs. L. — « John H., âgé de 8 ans, m'est amené à l'hôpital de Victoria-Park le 22 septembre 1864. Il souffre depuis plusieurs semaines de toux et d'expectoration avec amaigrissement et perte de forces. Le poumon gauche est sain, à droite il y a de la matité et des râles abondants dans tout le tiers supérieur. On le met au traitement par des hypophosphites, et dès le 22 septembre il y a moins de râles du côté droit et l'état général s'est également amélioré. Au bout d'un mois, les forces et l'embonpoint étaient revenus et il ne restait comme signe physique qu'un peu de respiration rude du côté droit. »

Faute d'espace, je citerai brièvement deux autres cas :

Obs. LI. — « Dans l'un, après l'emploi longtemps continué des moyens ordinaires appliqués avec beaucoup de talent sans aucun amendement, le malade a pris les hypophosphites pendant six semaines, et j'ai vu disparaître tous les râles constatés précédemment, et le malade a pu reprendre son métier d'aubergiste de campagne. »

Obs. LII. — « Dans l'autre cas, celui d'un jeune garçon, l'amélioration a été également des plus satisfaisantes; chez lui, il ne reste plus que quelques craquements au sommet des poumons.»

«J'ai eu en tout 115 observations de phthisie traitée soit exclusivement, soit partiellement par les hypophosphites. Chez vingt malades il y a eu une amélioration marquée et persistante. Ils ont pu cesser le traitement et reprendre leurs occupations. Quinze de ces malades étaient au deuxième degré (râles humides, de degrés et d'étendue variés); cinq avaient une excavation. Dans trente-quatre autres cas l'amélioration produite par les hypophosphites a été également très-marquée, plus grande que par aucun autre traitement. Des soixante et un cas qui restent, beaucoup ne se présentaient pas régulièrement aux consultations, douze étaient des cas douteux, chez cinq ou six les hypophosphites ont semblé nuisibles, chez un malade ils semblaient toujours produire des hémoptysies : un autre disait qu'ils paraissaient lui fatiguer la poitrine. Mais cela dit, j'ai épuisé tous les reproches que j'ai à leur faire. Dans des cas de phthisie au dernier degré, avec des cavernes, j'ai vu des *améliorations étonnantes* produites par l'emploi des hypophosphites. Je rappellerai entre autres un jeune homme qui, lorsque je l'ai vu d'abord ne pouvait pas faire un kilomètre à pied, après deux mois de traitement il put un jour en faire douze. Je recommande donc fortement l'emploi des hypophosphites de soude et de chaux contre la phthisie.

« Quant à la pureté des préparations, je crois devoir ajouter que j'ai toujours trouvé que les hypophosphites du docteur Churchill préparés par Swann, de Paris, et que l'on trouve aujourd'hui chez la plupart des pharmaciens de Londres, étaient d'une efficacité constante dans leurs effets et qu'ils méritent toute confiance. »

XXX

Extrait du rapport sur les travaux du docteur Churchill, lu à *la Société Royale des Sciences naturelles et médicales de Bruxelles* dans sa séance du 6 février 1865, par le **docteur Bougard**, vice-président de la Société.

L'ordre du jour appelle la lecture du rapport sur l'ouvrage de M. le docteur Churchill, relatif au traitement de la phthisie pulmonaire.

M. le docteur Bougard donne lecture du rapport suivant :

« Messieurs,

« L'ouvrage dont vous avez bien voulu me confier l'examen, porte pour titre : *De la cause immédiate de la phthisie pulmonaire et des maladies tuberculeuses et de leur traitement spécifique par les hypophosphites, d'après les principes de la médecine stœchiologique*, par M. le docteur J.-Francis Churchill. Paris, V. Masson et fils, 1864, vol. de 976 p., 2e édit.

« La première édition de cet important ouvrage a paru en 1857. Après six années consacrées à l'étude et à l'élaboration de la question, l'auteur vient affirmer de nouveau les propositions suivantes :

« 1° Il existe un remède spécifique de la diathèse tuberculeuse et des maladies (phthisie, scrofule, etc.) qui en sont la conséquence.

« 2° Ce spécifique, c'est le phosphore sous une forme à la fois assimilable et oxydable, et notamment les hypophosphites alcalins.

« 3° Toute phthisie tuberculeuse non compliquée peut être guérie à coup sûr par l'emploi méthodique de la médication phosphoreuse, pourvu que les lésions organiques n'aient pas déjà dépassé une certaine limite anatomique.

« C'est à la démonstration de ces propositions fondamentales que l'auteur consacre son volumineux ouvrage.

« Prouver qu'il existe un moyen de guérir toujours, et à coup sûr, la phthisie pulmonaire, dans certaines conditions précises et rigoureusement déterminées, tel est, dit-il, le premier et le principal objet de ce livre.

« Dans le premier chapitre, intitulé : *De la cause et du spécifique de la tuberculose*, l'auteur fait une sortie véhémente contre la médecine d'observation, méthode proclamée par l'école anatomique et que M. Churchill déclare fausse et erronée.

« Au lieu de suivre les errements de l'école d'observation, l'ouvrage actuel, dit l'auteur, a, au contraire, pour objet d'exposer une hypothèse sur la cause immédiate de la tuberculose, de montrer comment cette hypothèse a conduit à la découverte d'un moyen thérapeutique nouveau, dont l'effet curatif lui sert de preuve et de vérification; et comment enfin de l'action à la fois spécifique et rationnelle de ce nouveau médicament contre la diathèse tuberculeuse il a été possible de déduire une théorie qui explique tout l'ensemble des phénomènes pathologiques observés dans cette classe d'affections.

« Voici en quoi consiste cette hypothèse : l'auteur pense que la diathèse tuberculeuse ne peut dépendre que de la perturbation de quelqu'une des fonctions primordiales de l'économie ; que cette perturbation doit avoir pour point de départ ou pour condition essentielle une modification de l'hématose; que les phénomènes de cette maladie paraissent devoir être attribués plutôt à la perte ou à la diminution qu'à l'augmentation de quelque élément essentiel; l'auteur considérant que le fer, le soufre, les chlorures, les alcalins, etc., ont été préconisés tour à tour, mais qu'aucun d'entre eux n'ayant présenté des effets assez constants pour qu'on pût lui attribuer une influence réelle sur la maladie, se décida à commencer son essai par le *phosphore*, un des principes constants de l'économie. Il arriva donc à établir la double hypothèse suivante : que la diathèse tuberculeuse dépend d'une diminution dans l'économie de l'élément phosphoré, et que cet élément, ayant à y jouer le rôle d'un corps combustible, devait s'y trouver à un degré d'oxydation inférieur à celui de l'acide phosphorique. Il choisit donc pour commencer l'hypophosphite de chaux. L'auteur pratiquait alors à la Havane. Lorsqu'il présenta son premier mémoire à l'Académie de médecine, le total des cas qu'il avait observés était de 35 ; sur ce nombre, 9 malades étaient complétement guéris, 11 avaient éprouvé une grande amélioration, et 14 avaient succombé ; 1 était encore en traitement. Des 9 cas de la première catégorie, 2 étaient au premier degré, 6 étaient au deuxième degré, tubercules en voie de ramollissement, le 9e offrait une excavation considérable. Suit l'observation très-détaillée de ces 34 cas. Il était arrivé à conclure que les hypophosphites étaient les spécifiques de la diathèse tuberculeuse, mais qu'ils n'avaient qu'une influence indirecte sur les lésions anatomiques préexistantes.

« Le chapitre suivant contient la deuxième série de résultats observés par l'auteur. « Naturellement les les résultats curatifs ont été différents, suivant les conditions spéciales à chaque cas ; mais ce que je puis affirmer aujourd'hui de la manière la plus péremptoire, dit-il, c'est que, sur ce grand nombre de malades, je n'en ai pas encore rencontré un seul dont la mort ne doive être attribuée à l'état local préexistant au traitement, par conséquent pas un seul cas où les hypophosphites employés convenablement et d'après les règles qui seront indiquées plus loin, ne se soient montrés *le spécifique de la diathèse tuberculeuse.* » Les faits dont il est question dans cette série ont été observés au dispensaire gratuit que l'auteur a ouvert le 2 décembre 1857, rue Larrey, n° 8, à Paris. L'auteur donne la relation détaillée de tous les cas, au nombre de 154, qui ont été observés à sa clinique publique pendant une année, c'est-à-dire, depuis le 2 décembre 1857, jusqu'au 2 décembre 1858.

« Ce total se compose comme suit : 60 n'ont pas continué le traitement, il retranche ces observations. Chez les 94 malades restants, 5 étaient affectés de maladies chroniques des voies respiratoires de nature non tuberculeuse. Chez 10, la nature tuberculeuse de la maladie était douteuse. Enfin chez les 79 autres, le diagnostic lui a paru offrir toute la certitude que l'on peut attendre en pareil cas.

« De ces 79, 2 étaient au premier degré, 50 au second, et 27 au troisième.

« *Résultats :* 1° Guérisons complètes avec disparition des signes physiques : 17 malades ; 1 au premier degré, 16 au second.

« 2° Guérisons avec persistance des signes physiques 10 malades ; 6 au second degré, 4 au troisième.

« 3° Améliorations soutenues, sans résultats définitifs, par suite de l'interruption du traitement : 15 malades ; 1 au premier degré, 12 au second, et 2 au troisième.

« 4° Malades chez lesquels il n'y a pas eu d'amélioration soutenue : 15 cas, 7 au second degré et 8 au troisième.

« 5° Les malades qui sont morts pendant le traitement sont au nombre de 16, 8 au second degré, 8 au troisième.

« 6° Malades qui, après avoir présenté une amélioration persistante, ont succombé à des accidents consécutifs, au nombre de 6, 2 au second degré, 4 au troisième.

« Il est bon de signaler que tous les malades qui se sont présentés ont été mis en traitement, quelle que fût la gravité de leur état. Il faut noter aussi que la plupart de ces malades se trouvaient dans des conditions très-défavorables.

« L'auteur relate, comme appendice à la deuxième série, vingt observations de guérisons de phthisie au troisième degré. Ces vingt cas sont tirés de sa pratique particulière. Il fait observer à juste titre qu'aucun autre traitement n'a jamais rien offert de pareil.

« Le chapitre V traite du pronostic de la phthisie. L'auteur prouve par des citations des principaux auteurs, que le pronostic de la phthisie confirmée est presque constamment mortel. Cependant, dans ces derniers temps, un grand nombre de travailleurs se sont mis à l'œuvre avec un zèle infatigable et ont affirmé avoir obtenu la guérison de divers cas de phthisie par des modes de traitement variés, tels que les carbonates alcalins, le chlore, l'émétique, l'huile de foie de morue, l'iode, etc.

« Il n'en reste pas moins établi que la guérison est l'exception, tandis que l'auteur, par l'emploi rationnel des préparations phosphorées, a obtenu relativement un grand nombre de guérisons. D'où il se croit autorisé à conclure : que le remède spécifique de la *diathèse tuberculeuse* consiste dans l'emploi d'une préparation phosphorée, ayant à la fois le double caractère d'être assimilable et oxydable.

« Dans le chapitre VI, l'auteur traite du mode d'action des hypophosphites dans la guérison de la phthisie.

« Il affirme que la médication phosphoreuse, administrée dans une mesure donnée et pendant un temps suffisant, fait cesser la diathèse tuberculeuse ; mais la cessation de la diathèse n'est pas la guérison elle-même, elle n'en est que la condition primordiale et spécifique. L'action du spécifique, tout en étant idendique dans tous les cas, en ce qui concerne l'affection générale, donnera un résultat différent pour chaque malade, suivant les lésions préexistantes à son emploi. Quant à l'influence qu'aura la cessation de la diathèse sur les lésions locales, elle ne saurait, dans l'état actuel de la science, être établie *à priori*. Pour la connaître, il faut avoir recours à l'observation ; or, celle-ci nous enseigne que le traitement d'une diathèse par son spécifique n'influe que d'une manière indirecte sur les lésions organiques déjà établies, leur évolution ultérieure étant soumise à des conditions différentes de celle qui leur a donné naissance.

« Entre l'administration du remède et la guérison il doit nécessairement y avoir une série de conditions intermédiaires qu'il est indispensable de connaître. Ces conditions se rattachent, soit au malade : conditions pathologiques ; soit au médicament : conditions pharmacologiques ; soit à l'action du médicament sur le patient : conditions thérapeutiques. L'auteur examine ces dernières d'abord, au point de vue des effets physiogéniques et pathogéniques des médicaments qu'il préconise.

« L'auteur a expérimenté comme préparations phosphoreuses, à la fois assimilables et oxydables, l'acide hypophosphoreux, les hypophosphites de soude, de potasse, d'ammoniaque, de chaux, de baryte, de strontiane, d'alumine, de fer, de manganèse, de quinine et de zinc. Les hypophosphites de chaux et de soude lui ayant toujours donné des résultats nets et précis, ce sont ces derniers qu'il prescrit dans le traitement de la phthisie.

« *Effets physiogéniques :* Un des premiers effets produits par l'emploi des hypophosphites, dit l'auteur, est une augmentation de la puissance d'innervation générale, avec un sentiment inaccoutumé de bien-être et de force.

« Le second phénomène est un accroissement de l appétit qui devient quelquefois énorme, d'où évacuations intestinales plus régulières et plus abondantes.

« A ces phénomènes s'ajoutent bientôt les signes d'une activité inaccoutumée de la sanguification. La quantité et la coloration du sang augmentent d'une façon si rapide, que l'on est amené à conclure que les hypophosphites sont des hématogènes infiniment plus puissants que tous ceux connus jusqu'ici. La pléthore veineuse se manifeste bientôt ; le sujet prend de l'embonpoint, etc.

« *Effets pathogéniques :* Lorsque les hypophosphites sont employés trop longtemps ou à doses trop élevées, les premiers effets pathogéniques s'observent, en général, du côté du système nerveux : diminution des forces, courbature, douleurs vagues, somnolence, lassitude, céphalalgie, vertiges, etc. L'appétit diminue, quelquefois il se déclare de la diarrhée et des coliques. Si, malgré cet ensemble de symptômes, on continue l'emploi du médicament, il se produit des hémorrhagies par les muqueuses respiratoires et digestives.

« Il existe deux phénomènes auxquels l'auteur attache une importance toute particulière : la plénitude du facies et l'épistaxis. Le premier indique la limite de l'action physiogénique, le second signale le début de la phase des phénomènes pathogéniques.

« L'auteur énumère ensuite très-longuement les effets thérapeutiques produits sur les symptômes et sur les lésions.

« Il admet la guérison par résolution et la guérison par lésion, par cicatrisation et par réparation.

« L'auteur recommande aussi les préparations phosphoreuses comme *prophylactiques* de la tuberculose.

« *Règles du traitement :* 1° Les administrer à dose suffisante pour produire chez le malade un état de pléthore qui n'atteigne pas la sphère des effets pathogéniques.

« 2° Maintenir le patient dans cet état aussi longtemps qu'il le faudra pour que l'organisme opère l'élimination du dépôt morbide.

« 3° Combattre par des moyens appropriés les complications consécutives et accidentelles.

« *Doses* : Pour les hommes, de 0.30 à 1 gramme. L'auteur dépasse rarement 0.50. Pour les femmes, 0.25 à 0.50. Pour les enfants de sept à quinze ans, 0.05

à 0.25 ; au-dessous de sept ans, on donnera 0.01 à 0.05 par jour.

« Après avoir employé le remède pendant huit ou quinze jours, il convient de le suspendre pendant un ou deux jours.

« Lorsque chez un malade tous les phénomènes généraux ont disparu et qu'il ne reste que ceux qui dépendent de la lésion locale, il suffit quelquefois de deux ou trois, et même d'une dose par semaine, pour maintenir le malade dans l'état de pléthore transitoire, nécessaire pour achever la guérison de l'état local.

« L'auteur traite ensuite de la nature de l'action des hypophosphites ; nous n'adoptons pas toutes les propositions qu'il émet à ce sujet, mais c'est un chapitre qui doit être lu en entier, et nous y renvoyons le lecteur.

« Le chapitre VII a pour objet la chimie et la pharmacologie des hypophosphites. Nous n'avons pas à nous occuper de la préparation, des falsifications, des caractères chimiques, etc., de ces sels.

« Comme appendice au chapitre VII, l'auteur donne ce qu'il nomme médication adjuvante, comprenant les différents moyens spéciaux que l'on peut diriger contre les phénomènes secondaires, tertiaires, etc., qui se montrent pendant le cours des différentes périodes de la phthisie. Il lui a paru d'autant plus nécessaire de donner une esquisse de cette médication adjuvante, qu'un assez grand nombre d'agents médicamenteux, employés communément contre la phthisie, ont pour effet, dit-il, de masquer, d'amoindrir, ou même de détruire complétement les effets thérapeutiques et curatifs des hypophosphites. Ce sont, selon lui, de véritables incompatibilités thérapeutiques. De ce nombre sont tous les opiacés, les solanées, les préparations plombiques, arsenicales, et, en général, tous les médicaments métalliques, les alcooliques à doses médicamenteuses, etc. Il en est de même si l'on vient à employer les hypophosphites après l'administration prolongée de ces substances.

« Dans le chapitre VIII, l'auteur s'occupe de l'historique. L'existence du phosphore dans l'économie animale est un fait établi depuis longtemps par les chimistes ; mais jusqu'à ce jour, dit l'auteur, il a été impossible de déterminer, d'une manière complétement satisfaisante, si ce principe y existe toujours à l'état complétement oxydé, c'est-à-dire comme acide phosphorique, ou s'il ne s'y rencontre pas également sous une forme oxydable ou à l'état moléculaire. Il cite les opinions d'un grand nombre de chimistes sans donner la solution de la question.

« Le rôle physiologique du phosphore est encore bien obscur, et nos connaissances sur ce point sont très-incomplètes. Larcher (de Passy), dans un mémoire présenté à l'Académie des sciences en 1825, dit l'auteur, se fondant sur le fait que les urines des phthisiques contiennent un excès de phosphate, attribua cette affection à une déviation du phosphate de chaux des os. Le docteur Frédéric-Wilhelm Beneke avança, en 1849, que la tuberculose pouvait être attribuée à l'absence dans l'économie du phosphate de chaux normal, ce qui se rapprochait de l'opinion déjà avancée par Larcher.

« Lentin paraît être le premier qui, en 1789, dit avoir guéri un cas de phthisie par l'emploi de l'acide phosphorique. En 1811, il fut de nouveau recommandé par Goeden et, en 1830, par Simeerling. Mais ils n'ont fourni que des faits isolés qui sont restés sans valeur comme résultat thérapeutique.

« Combiné à la chaux (phosphate de chaux), l'acide phosphorique a été employé dès la plus haute antiquité et recommandé, dans ces derniers temps, par plusieurs auteurs contre les maladies tuberculeuses.

« Quant à ce qui concerne la thérapeutique des préparations qui contiennent le phosphore à l'état combustible ou non oxydé, voici ce que l'auteur en dit : Kunckel fut le premier qui employa le phosphore en nature, il en composa des pilules lumineuses dont il fit connaître les effets en 1721. Son exemple fut suivi par un grand nombre de médecins. Les annales de la science renferment un grand nombre d'observations de maladies désespérées guéries par l'administration de cette substance. Cependant, malgré ces succès, l'usage à l'intérieur du phosphore en nature, offre des dangers tellement redoutables et si généralement reconnus aujourd'hui, que cette substance est presque entièrement bannie de l'emploi médical.

« L'action de l'acide phosphoreux sur l'économie animale a été examinée par un assez grand nombre d'expérimentateurs, mais uniquement au point de vue toxicologique. Il en est de même de l'acide hypophosphorique et de l'acide hypophosphoreux.

« Il résulte des données historiques fournies par l'auteur, qu'avant la publication de ses travaux sur la phthisie, les différentes combinaisons sous-oxygénées du phosphore n'avaient pas d'emploi thérapeutique, qu'elles avaient été à peine expérimentées sous le rapport physiologique et toxicologique, et que le phosphore en nature, à cause de l'incertitude de son action et des imminents dangers de son emploi, était tombé dans un oubli presque complet.

« L'auteur résume de la manière suivante l'ensemble des considérations qu'il a développées :

« Ma découverte consiste donc, dit-il, en ce que, le premier :

« 1° J'ai tiré une déduction pathologique de l'existence dans l'économie d'un principe *phosphoreux* (c'est-à-dire contenant le phosphore à l'état oxydable), existence dont la démonstration chimique est encore un des desiderata de la science.

« 2° J'ai établi et j'ai pris pour point de départ de mes recherches, que la tuberculose dépend de la *phospholigie*, c'est-à-dire du manque ou de l'usure, dans l'organisme, de ce principe phosphoré *non oxydé*.

« 3° J'ai démontré expérimentalement que, lorsqu'on pouvait supposer l'existence de la *cachexie phospholigique*, il existe un moyen rationnel de la faire cesser par l'administration d'une préparation de phosphore *à la fois assimilable et oxydable*.

« 4° J'ai prouvé expérimentalement que les hypophosphites remplissent ces deux conditions, et que, tandis que ces sels ont la plupart des propriétés chimiques du phosphore et toute son activité physiologique, ils ne produisent aucun des effets toxiques qui dépendent de son action physico-chimique sur les tissus vivants et qui en rendent l'emploi si dangereux.

« 5° Enfin j'ai démontré, par l'observation clinique, que cette action des hypophosphites sur l'économie animale, constitue *la médication et la prophylaxie spécifiques* de la diathèse tuberculeuse.

« Le chapitre IX a pour objet la théorie de la tuberculose. Après avoir passé en revue les diverses hypothèses qui ont été émises concernant la cause de la tuberculose, l'auteur arrive à ces conclusions : Le phosphore est l'un des éléments essentiels de l'économie animale, et il est probable qu'il s'y trouve sous deux formes différentes : dans une de ces formes, il est arrivé à son maximum d'oxydation, constituant ainsi ce qu'il appelle l'*élément phosphatique;* dans l'autre forme, qu'il appelle l'*élément phosphoreux*, il est encore à l'état oxydable. Une expérience clinique prolongée a démontré qu'une préparation de phosphore, à l'état *phosphatique*, c'est-à-dire complétement oxydée, n'a pas d'action directe sur la tuberculose, et c'est par la connaissance même de ce fait qu'il a été conduit à employer une préparation oxydable, où le phosphore se trouve à l'état d'élément *phosphoreux*.

« Si donc l'existence de la diathèse tuberculeuse est empêchée par l'augmentation de la quantité de phosphore oxydable contenu dans l'économie, on est amené naturellement à conclure que le manque ou la diminution dans l'organisme, de cet élément *phosphoreux* normal est une des conditions essentielles, ou, si l'on aime mieux, la cause immédiate de l'existence de cette diathèse.

« L'auteur se demande si, indépendamment du fait de l'action spécifique de la médication *phosphoreuse*, il existe d'autres raisons qui doivent faire admettre que la tuberculose a pour point de départ la *phospholigie*, ou manque, dans l'économie, des principes organiques contenant le phosphore à l'état oxydable.

« Dans l'état actuel de nos connaissances, dit-il, la question ne saurait recevoir de solution chimique.

« Mais en dehors de preuves fournies par l'analyse chimique, il en existe d'un ordre différent qui doivent nous faire admettre l'hypothèse de la *phospholigie* comme principe et point de départ de la diathèse tuberculeuse.

« Il résulte des travaux d'un grand nombre de chimistes que le phosphore existe dans l'organisme à l'état *oxydable* ou *combustible*. Il est vrai que l'existence de cet élément dans l'organisme a été révoquée en doute par plusieurs chimistes très-renommés, entre autres l'illustre Liebig.

« Mais, admettant l'existence de l'élément phosphoreux, il s'agit de déterminer quel peut être le rôle qu'il remplit dans l'organisme. Malheureusement, dit l'auteur, si la chimie est peu avancée sous le rapport de la composition des matières premières, dont l'ensemble constitue l'organisme, la physiologie et l'histologie physiologique nous en apprennent moins encore sur le rôle, les fonctions et l'importance relative de ces principes eux-mêmes.

« L'étude des principes immédiats est à peine ébauchée, continue l'auteur, leur nombre reste encore à déterminer ; le rôle biologique de presque tous est encore à trouver ; leur composition exacte, ou du moins le groupement réel de leurs éléments est à peine entrevu ; leurs réactions mutuelles, au sein de l'organisation nous sont, pour ainsi dire, complétement inconnues, et cependant on peut, sans crainte de se tromper, affirmer, dès à présent, que c'est dans l'étude de ces éléments qu'est tout l'avenir de la médecine. C'est dans la connaissance des principes immédiats des corps vivants, c'est dans la *pathologie stœchiologique* qu'il faut chercher le principe supérieur qui donnera l'explication des doctrines divergentes du passé, qui montrera le point de rencontre, le lien commun du vitalisme, de l'anatomisme et de l'humorisme, qui formera la clef de voûte de la médecine positive, et qui fondera la thérapentique sur des bases inébranlables.

« L'auteur établit, d'après les travaux des chimistes, que tous les éléments dont se composent les êtres vivants, existent déjà dans la matière inorganique, mais s'ils ont fait connaître le rôle important des principes salins dans la vie des végétaux, les résultats sont moins avancés et moins positifs pour les animaux.

« Parmi les éléments inorganiques qui se rencontrent dans l'économie, les uns y sont comme principes immédiats, tandis que les autres se présentent à l'état médiat, c'est-à-dire combinés moléculairement avec les éléments organiques. Les premiers n'ont aucune affinité pour l'oxygène, ne prennent aucune part immédiate au phénomène de l'oxydation intra-organique, qui est le fait capital de la vitalité, ni aux changements moléculaires qui en sont la conséquence; ils jouent, dans l'économie, un rôle plutôt statique que dynamique. Les autres, au contraire, ont, comme les éléments organiques, une grande affinité pour l'oxygène, ils participent au phénomène initial de la vitalité, l'oxydation, et leur rôle est plutôt dynamique que statique. Or, comme l'oxydation est le phénomène primordial de la vitalité, ce n'est pas dépasser les bornes de l'induction scientifique légitime que de conclure que le rôle des éléments constitutifs de l'organisme sera d'autant plus important que leur affinité pour le gaz vital sera plus considérable. L'auteur arrive à cette conclusion : que de tous les éléments oxydables de l'économie, le phosphore est celui qui possède l'équivalent calorique le plus élevé; c'est par conséquent celui dont la réaction, sur une quantité donnée d'oxygène, élève le plus la température des corps comburants. Ainsi donc, les différents principes immédiats de l'économie animale contenant le phosphore à l'état oxydable doivent se distinguer de tous les autres produits immédiats par deux caractères : leur grande affinité pour l'oxygène et leur capacité calorifique.

« L'auteur examine ensuite l'importance relative de l'élément *phosphoreux* et de l'élément *phosphatique* : le premier est localisé, dit-il, dans les tissus les plus importants de l'économie, ceux qui appartiennent spécialement à la vie animale, le second se trouve également répandu dans les parties importantes et dans celles qui sont les moins essentielles. Celui-ci (élément *phosphatique*) finit toujours par être éliminé comme matière excrémentitielle ; celui-là (élément *phosphoreux*) n'est jamais ou presque jamais excrété de l'économie.

« Quant à l'origine : l'élément *phosphatique* est presque toujours fourni en excès par les aliments, tandis que chez certaines classes d'animaux, au moins chez les herbivores, il est à peu près certain que l'élément *phosphoreux* n'est pas fourni par les aliments, puisqu'il n'existe pas dans les végétaux. Il doit par conséquent prendre naissance dans l'économie animale. L'élément *phosphoreux* serait donc un élément spécial des animaux, et qui ne leur serait pas commun avec les plantes. L'auteur ne va-t-il pas trop loin lorsqu'il en conclut que l'élément phosphoreux serait le point de départ de l'oxydation, et par suite de tous les changements moléculaires ultérieurs qui en dérivent?

« Il examine ensuite comment les données qui précèdent s'accordent avec la *phospholigie* et les faits connus de la tuberculose.

« Il reconnaît qu'il est très-difficile, dans l'état actuel de la science, d'indiquer le rôle de la plupart des principes immédiats, et par suite il est plus difficile encore de rattacher, aux anomalies qu'ils peuvent présenter, les perturbations de l'organisme qui doivent nécessairement en être la conséquence.

« Si l'on admet, dit-il, la naissance dans l'économie de l'élément *phosphoreux*, soit par un acte d'intégration, soit par une simple assimilation, on en conclura nécessairement qu'un principe ayant pour élément caractéristique un corps aussi avide d'oxygène que le phosphore à l'état oxydable, devra être parmi les plus combustibles ou les plus facilement oxydables de l'économie, et que non-seulement le composé immédiat dont il ferait partie serait lui-même éminemment combustible, mais que, par sa combinaison avec d'autres principes, il leur communiquerait une combustibilité dont, sans cela, ils restent dépourvus. Il est, en effet, prouvé que la présence d'un corps combustible, mêlé à des substances qui le sont moins que lui, facilite singulièrement l'oxydation de ces dernières.

« Mais, de plus, comme cet élément *phosphoreux* fait partie des globules sanguins et des matières protéiques ou albuminoïdes qui sont les premières à recevoir l'action de l'oxygène, il s'ensuivrait qu'il devrait prendre une part importante dans tous les phénomènes d'oxydation et de métamorphose moléculaire produits par la respiration et par l'hématose. L'observation des faits confirme cette donnée. Demarquay, Duméril et Lecointe ont constaté que, de toutes les substances le phosphore est celle qui augmente le plus la température animale.

« On est ainsi amené à conclure que la présence de l'élément *phosphoreux* dans l'économie doit influer sur l'oxydation des autres substances, et que, si cet élément vient à diminuer, l'oxydation de certaines matières combustibles ne se fera plus que d'une manière incomplète.

« Si donc la tuberculose dépend d'une diminution dans l'économie d'un élément combustible et calorifique, comme le phosphore oxydable, il en résultera qu'il doit y avoir dans cette affection une diminution de l'oxydation générale et un abaissement de la température animale. Or, c'est ce qui s'observe, en effet, dans la tuberculose, ainsi que le prouvent, selon lui, les faits qu'il énumère page 747.

« Selon lui, tout s'accorde complétement avec l'hypothèse qu'il cherche à établir, à savoir : que dans la tuberculose les principes protéiques s'oxydent incomplétement, faute de l'élément *phosphoreux*. Et si les matières protéiques s'oxydent incomplétement, soit pour atteindre à un degré supérieur d'organisation, soit pour être excrétées, elles se déposeront dans les organes, ou s'y précipiteront en quelque sorte, sous forme d'une matière incomplétement organisée et amorphe. Or, comme c'est dans les poumons que le contact de l'oxygène avec les matières combustibles est le plus immédiat et le plus répété, ou, en d'autres termes, que c'est là que la fonction de l'oxydation s'opère avec le plus d'activité, là aussi a lieu le dépôt principal de la matière tuberculeuse.

« Ainsi donc, la matière tuberculeuse est, selon l'auteur, une matière albumineuse imparfaitement développée, résultant d'une oxydation incomplète, non pas, comme on l'a supposé, par suite du manque d'oxygène, mais parce que les matières combustibles elles-mêmes ont perdu de leur affinité pour ce gaz, par suite de la diminution de leur élément phosphoreux.

« J'ai voulu, Messieurs, vous donner un aperçu de la théorie de l'auteur, afin de vous mettre à même d'apprécier toutes les phases de cette importante question.

« M. Churchill s'occupe ensuite des rapports entre la *phospholigie* et les relations pathologiques de la tuberculose. Il trouve qu'il y a un antagonisme prononeé entre la tuberculose et le cancer. Il s'appuie sur les analyses de plusieurs chimistes pour admettre qu'il y a, dans le cancer, excès des principes *phosphoreux*, tandis que ces principes font défaut dans la tuberculose.

« Il existe, dit-il, une autre affection qui offre des rapports étroits, non plus d'antagonisme, mais, au contraire, de coïncidence avec la phthisie : c'est le diabète. Mais ici la raison de ces rapports s'aperçoit d'une manière beaucoup moins nette que pour le cancer.

« L'auteur examine enfin les rapports qu'il peut y avoir entre la *phospholigie* et les conditions étiologiques de la tuberculose. Nous ne le suivrons pas dans les développements qu'il donne à cet examen. Nous pouvons les résumer : les causes de la tuberculose ou diathèse tuberculeuse sont, d'un côté, toutes les conditions qui amènent la diminution dans l'économie de l'élément *phosphoreux*, en produisant la fatigue ou l'épuisement sans réparation correspondante : d'un autre, toutes celles qui entravent ou diminuent la nutrition et l'empêchent de réparer les pertes de cet élément faites par l'organisme.

« C'est ainsi que, par une suite de raisonnements, de citations, de déductions très-remarquables, il établit, autant qu'il est possible de le faire dans l'état actuel de la science, les principales relations pathologiques de la tuberculose et de la tuberculisation ramenées à l'idée fondamentale de la *phospholigie*, ou manque dans l'économie de l'élément phosphoreux.

« Il arrive à conclure que les hypophosphites sont le spécifique de la phthisie, et la guérissent dans tous les cas où les lésions déjà existantes ne sont pas mortelles.

« L'auteur examine enfin quelle peut être la véritable valeur de certaines médications et de certains moyens hygiéniques auxquels une espèce de préjugé semble, à défaut de preuves positives, attacher quelque importance.

« *Le changement d'air et de climat.* Il n'est pas prouvé, dit-il, qu'il existe des régions où les affections tuberculeuses soient inconnues chez les indigènes, ni qui mettent les étrangers à l'abri de cette diathèse.

« Cette prétendue immunité, réclamée tour à tour

par des pays de climats différents, a disparu devant un examen plus exact et plus complet des faits. C'est ainsi que le Midi de l'Europe, les Antilles, l'Égypte, Madère, l'Algérie, les îles de la Méditerranée, qui ont été préconisés tour à tour, n'offrent en réalité aucun avantage, sous ce rapport, sur les pays septentrionaux.

« Toutefois, dit-il, il paraît ressortir de l'ensemble des travaux que nous avons étudiés, que la tuberculisation est d'autant plus fréquente, que le climat est plus humide et les variations de température plus soudaines et plus considérables.

« Cependant, il avoue que l'action favorable des conditions climatériques peut prévenir quelquefois le développement des tubercules, et amener chez les phthisiques véritables la disparition de complications, d'accidents consécutifs, et prolonger ainsi l'existence du malade. Mais, d'après lui, ces effets sont peu de chose en comparaison d'un moyen capable de faire disparaître la diathèse elle-même, et de supprimer ainsi la condition essentielle de l'affection.

« *L'huile de foie de morue* a quelquefois une certaine action contre la phthisie. Elle retarde parfois momentanément la marche de l'affection ; dans quelques cas même, elle paraît amener une guérison, mais ces cas sont tellement rares, qu'ils ne dépassent pas la proportion des guérisons accidentelles que l'on observe avec tous les traitements, ou même sans traitement aucun.

« Le docteur C.-J.-B. Williams (*The Lancet*, avril 1862), après une expérience de vingt années dans le traitement de la phthisie, a trouvé pour résultat que sur *sept mille* malades qu'il a traités par l'huile de foie de morue, le nombre des guérisons n'atteignait pas *soixante-dix*. C'est-à-dire que, sur ce nombre considérable de malades, traités par l'un des plus habiles médecins anglais de notre époque, le nombre des guérisons n'a pas atteint 1 pour 100.

« *Iode*. Selon l'auteur, l'action de cet agent est complétement nulle contre la diathèse tuberculeuse.

« *Sels metalliques*. Plomb, mercure, etc. Il est probable que certains sels métalliques, de même que les huiles, les alcooliques, agissent en entravant les réactions moléculaires et, partant, en diminuant l'usure de l'élément *phosphoreux*. Mais il est facile de comprendre que cet effet ne saurait être spécifique.

« Voici enfin les conclusions posées par l'auteur, pag. 814 :

« 1° Il existe dans l'économie, comme élément constituant de la matière nerveuse, du sang, des organes musculaires, et, en général, des composés albuminoïdes, un élément *phosphoreux* non encore isolé d'une manière certaine, et qui est distinct de l'élément *phosphatique* admis jusqu'ici.

« 2° Cet élément *phosphoreux* a pour principe essentiel et caractéristique le phosphore sous une forme non complétement oxydée.

« 3° Comme tel, il constitue une des matières de l'économie qui a le plus d'affinité pour l'oxygène, et il a probablement pour rôle non-seulement de s'oxyder lui-même, mais encore de favoriser la combustion, et, par suite, peut-être d'initier les métamorphoses organiques des autres substances.

« 4° La diminution dans l'économie de cet élément *phosphoreux*, soit par suite de son épuisement, soit par suite d'un défaut de reproduction, est une des conditions essentielles de la *phospholigie* ou de la diathèse tuberculeuse. Elle joue donc, par rapport à cette affection, le rôle de cause directe ou immédiate.

« 5° L'existence de cette condition a pour effet immédiat de diminuer le degré d'oxydation auquel arrivent certaines matières en voie de transformation, et, par conséquent, de les rendre inaptes, soit à continuer à jouer un rôle dans l'économie, soit à en être éliminées sous forme excrémentitielle.

« 6° Le dépôt de cette matière anormale, sous forme de substances protéiques incomplétement développées et de composition variable, constitue les différents produits pathologiques connus sous le nom de *tubercules*, qui sont le caractère anatomique de la phthisie et des scrofules.

« 7° La scrofule ne diffère de la phthisie qu'en ce qu'elle constitue un degré de *phospholigie* secondaire ou moins prononcé, par suite duquel l'épuisement de l'élément *phosphoreux* des matières métamorphiques ou histogéniques ne s'accomplit que dans la partie excentrique de l'économie pendant la deuxième ou la troisième phase de leur évolution.

« 8° Cette théorie de la *phospholigie* ou manque de l'élément *phosphoreux* permet d'expliquer les phénomènes physiologiques et anatomiques constatés dans les affections tuberculeuses, ainsi que les relations pathologiques de ces affections avec d'autres maladies.

« *a*. Elle donne la clef des phénomènes de physiologie morbide qu'offre la phthisie dans la respiration, la circulation, l'urination et la calorification.

« *b*. Elle donne la raison de la préférence que montre le dépôt tuberculeux pour les différents organes ou les divers systèmes.

« *c*. Elle fait comprendre les affinités de la tuberculose avec la scrofule, le diabète, l'anémie et la chlorose.

« *d*. Elle rend compte de l'antagonisme pour la tuberculose du cancer et de l'état de cyanose.

« *e*. Enfin elle explique l'action des diverses causes étiologiques, et elle permettra plus tard de leur assigner leur rang respectif, suivant leur importance et le mode de leur action sur l'organisme.

« Vous voyez, Messieurs, que les résultats annoncés ou obtenus par M. Churchill dépassent tout ce qui s'est fait jusqu'ici, en ce qui concerne la triste spécialité qui nous occupe. Quant à porter un jugement motivé sur le plus ou moins de valeur curative de la médication qu'il préconise, nous avouons notre impuissance à cet égard ; notre expérience personnelle ne suffit pas, et nous croyons que l'expérience d'aucun de nous ne suffirait pour donner à la question une solution décisive, mais l'expérience de tous pourrait peut-être élucider ce point important de thérapie spéciale, car je suppose que vous avez eu aussi l'occasion d'employer les hypophosphites. Je fais donc un appel à vos lumières et je vous donnerai l'exemple en vous apportant mon faible contingent de faits. Je n'en citerai que trois présentant des conditions favorables à l'expérimentation des hypophosphites. »

Obs. LIII. — « Demoiselle de dix-huit ans : toux sèche, fréquente, résistant aux moyens ordinaires, amaigrissement, dyspnée, bruits respiratoires obscurs dans certains points du sommet des poumons, etc. Tubercules à l'état de crudité. Après diverses médications sans succès, emploi de l'hypophosphite de soude ; amélioration rapide ; guérison datant de deux ans. »

Obs. LIV. — « Jeune homme de dix-sept ans, étudiant, se présentant à peu près dans les mêmes conditions que le malade précédent, mais toux violente, stries de sang dans les quelques mucosités expectorées, épistaxis fréquentes, forte coloration des pommettes, dyspnée très-prononcée. Emploi de l'hypophosphite de soude, amélioration rapide, guérison au bout de trois mois ; datant d'une année. »

Obs. LV. — « Jeune homme de quinze ans, symptômes manifestes de phthisie laryngée, résistant aux agents les plus puissants, emploi de l'hypophosphite de soude ; en voie de guérison. »

« J'ai encore administré cette substance dans des cas de phthisie confirmée, mais ces malades se trouvaient dans de trop mauvaises conditions pour que je puisse attribuer l'insuccès aux agents mis en œuvre.

« Il est bien entendu, Messieurs, que je ne considère pas ces faits comme suffisants pour établir l'efficacité des hypophosphites dans les cas de l'espèce ; c'est comme simples renseignements que je vous les présente, car dans une question de cette gravité, il ne faut pas être pressé de conclure sans examen consciencieux, sans preuves suffisantes et sans expériences concluantes.

«Nous ajouterons, Messieurs, que le livre de M. Churchill est rédigé avec un talent remarquable, une élégance rare, une lucidité parfaite et une science profonde. Nous vous proposons d'adresser des remercîments à l'auteur, de déposer honorablement son ouvrage dans notre bibliothèque et de lui conférer le titre de membre correspondant. »

L'Assemblée décide que la discussion de ce rapport sera remise à une autre séance, et adresse des remercîments à M. Bougard pour le consciencieux et intéressant travail dont il vient de donner lecture. Quant aux conclusions du rapport, elles sont adoptées à l'unanimité. En conséquence, M. le président proclame M. le docteur J.-Francis Churchill membre correspondant de la Société.

XXV

Extrait d'un mémoire sur l'emploi de l'hypophosphite de chaux dans la phthisie tuberculeuse pulmonaire, *adressé à la Société Royale des Sciences médicales et naturelles de Bruxelles,* par le docteur **Tirifahy**, membre titulaire. Journal de Médecine et de Chirurgie, de Bruxelles (août 1863).

« Messieurs,

« Me rendant à l'appel adressé à chacun de nous par l'honorable M. Bougard dans le remarquable rapport que ce savant confrère a fait sur l'ouvrage de M. Churchill (1), je viens vous soumettre les résultats

(1) Voyez ci-dessus p. 121.

que j'ai obtenus de l'usage de l'hypophosphite de chaux administré pour combattre la phthisie tuberculeuse pulmonaire, en vous donnant en abrégé l'histoire de quelques malades tuberculeux que j'ai traités par ce médicament. »

Obs. LVI. — « 1° J. Z..., négociant, marié, père de plusieurs enfants en bas âge, non tuberculeux, âgé d'une trentaine d'années, présentait, il y a dix-huit mois, les symptômes suivants : Dyspnée considérable ; toux ; expectoration muqueuse, muco-purulente abondante, diminution notable de sonorité et d'élasticité devant et derrière, dans le tiers environ des parties supérieures de la poitrine. Souffle bronchique à droite sous la clavicule et dans la fosse sus-épineuse, et absence de murmure vésiculaire dans la moitié environ du lobe supérieur du poumon droit ; râles sibilants et muqueux dans le voisinage et à gauche ; perte de l'appétit ; amaigrissement considérable ; fièvre ardente toutes les nuits ; sueurs nocturnes tellement profuses que le linge de corps et de lit en est fortement trempé chaque matin. Pas d'hémoptysie.

« Après avoir essayé en vain le sulfate de quinine et l'iodure de potassium, je mets le malade au traitement par l'hypophosphite de chaux.

« Guérison au bout de trois mois. Il n'y a pas de récidive depuis quinze mois. J'ai eu l'occasion d'ausculter le sujet il y a quelques jours et je lui ai trouvé la poitrine saine. Il jouit du reste d'un embonpoint qui donne tout apaisement. »

Obs. LVII. — « 2° L. S..., employé de bureau, âgé d'environ trente-cinq ans, tousse depuis un mois, il expectore des mucosités filantes ou épaisses, quelquefois striées de sang ; il se sent oppressé ; il est essoufflé lorsqu'il monte un escalier, même lorsqu'il presse le pas sur terrain plat ; il a la sensation d'un poids sur le devant de la poitrine ; lorsqu'il veut faire une profonde inspiration, il se trouve arrêté dans le mouvement d'expansion pulmonaire. Il a des insomnies, des sueurs abondantes au moindre sommeil; il a perdu l'appétit et la moitié de son embonpoint. La poitrine est peu sonore et peu élastique. Il y a au sommet des deux poumons des râles sibilants en même temps que le murmure respiratoire vésiculaire est fortement amoindri. Je soumets le malade aux mêmes médicaments et au même régime que le malade précédent. Il y a près de trois mois que le traitement a été institué. Il a été continué pendant six semaines, au bout desquelles le patient se trouvait dans les mêmes conditins parfaites de santé qu'avant sa maladie. Je l'ai examiné depuis qu'il s'est dit guéri et je n'ai plus rien trouvé d'anormal du côté de la poitrine. »

Obs. LVIII. — « 3° Madame N..., nouvellement mariée, âgée d'environ vingt-cinq ans, tousse depuis environ trois semaines; elle expectore des mucosités filantes ou épaisses et quelquefois un peu de sang; elle a des points de côté erratiques, tantôt entre les deux épaules, tantôt devant, sous les clavicules, tantôt sous le sein gauche. Dans l'état de repos, elle fait une cinquantaine d'inspirations à la minute; il y a des râles sibilants dans la moitié supérieure du poumon gauche; elle a été atteinte d'une pleurésie quelque temps avant que je fusse appelé à la soigner, et il reste encore un peu de liquide à la base de la plèvre gauche, liquide dont la présence se révèle par une matité absolue et de l'égophonie. Cette pleurésie est venue lentement sans refroidissement appréciable, sans symptômes aigus, ce qui me fait croire qu'elle est sous la dépendance de tubercules sous-pleuraux. Le sommet de la poitrine à gauche a perdu beaucoup de sa sonorité et de son élasticité; les côtes sont très-apparentes; les espaces intercostaux très-prononcés; les bras sont ceux d'un phthisique au dernier degré de la consomption pulmonaire. L'œil est brillant, les pommettes rouges et saillantes; l'appétit à peu près nul. Il y a des vomissements; les règles sont retardées; les sueurs sont abondantes la nuit, sur la tête et la poitrine, dès que la malade s'endort. Je la soumets, le 16 janvier, à l'action des vésicatoires, de la teinture d'iode en vue de la débarrasser de son épanchement pleural, et je lui fais prendre du hermès uni à la digitale pour combattre son affection broncho-pulmonaire. J'obtins peu de succès de cette médication. Au bout d'un mois de traitement, je lui administrai les médicaments comme aux malades précédents. Il survint rapidement une grande amélioration. Sauf quelques crachats muqueux dont le nombre diminuait chaque jour, il n'y avait plus rien à constater de morbide dans les organes thoraciques, il y a cinq semaines, lorsque je la vis pour la dernière fois. Je lui ai conseillé de continuer un mois encore la médication pour assurer plus complétement sa guérison. »

Obs. LIX. — « 4° Madame Sm..., fermière à Laeken, âgée de trente-quatre ans, mère de plusieurs enfants, offre les symptômes suivants : Dyspnée, toux fréquente, expectoration muqueuse ou muco-purulente ; plusieurs hémoptysies ; râles sibilants et muqueux ; craquements au sommet des deux poumons ; souffle bronchique dans les fosses sus-épineuses ; diminution de sonorité et d'élasticité sous les clavicules ; œil vitreux, frissons vers le soir, sueurs nocturnes abondantes ; peu d'appétit, digestions pénibles pendant lesquelles l'estomac se tympanise. Menstrues diminuées, presque disparues. Tout cela se passait en 1862-63. Je soumis la malade pendant environ trois mois au traitement par les hypophosphites. Au bout de ce temps je la trouvai guérie. J'ai eu l'occasion de la revoir, il n'y a pas longtemps, à propos d'un léger embarras gastrique qui se dissipa bien vite. Sauf ce léger accident, cette femme offrait le type de la campagnarde bien portante et robuste. »

Obs. LX. — « 5° B..., rentier, âgé de plus de cinquante ans, célibataire, tousse depuis quelques mois, expectoration séreuse, séro-muqueuse ; hémoptysies abondantes et répétées à des intervalles plus ou moins rapprochés. Dyspnée considérable ; la base de la poitrine n'offre rien de remarquable ; le sommet des deux poumons, au contraire, est infiltré de tubercules ; diminution sous les clavicules de sonorité et d'élasticité ; râles sibilants et muqueux, craquements masquant presque complétement le murmure vésiculaire. Anorexie, dégoût même pour les aliments, amaigrissement et anémie. Insomnie insurmontable. Prescription *ut suprà*. Régime lacté, œufs et bouillon. Acétate de morphine chaque soir à dose progressive pour obtenir le sommeil. Le sommeil reparaît et avec lui l'appétit. La toux devient plus rare ; l'expectoration diminue ; les forces reviennent, et l'été de 1864 s'est passé sans aucun symptôme morbide du côté des organes thoraciques. J'ai vu le sujet se promener par tous les temps pendant l'hiver dernier dans les rues de Bruxelles. Il ne tousse plus. Il se dit guéri. »

Obs. LXI. — « 6° V..., boucher, d'une quarantaine d'années, d'une constitution autrefois athlétique, a perdu, au commencement de l'hiver 1863-64, plus de la moitié de ses forces et de son embonpoint. Il est oppressé au moindre exercice musculaire, tousse, fait des crachats muco-purulents abondants. Il a l'œil vitreux ; n'a plus d'appétit. Il a la langue jaune et présente du côté de l'estomac les symptômes de l'embarras gastrique, le compagnon si fréquent de la tuberculose pulmonaire. La poitrine est peu sonore, peu élastique à la percussion. L'auscultation fait entendre au sommet des poumons des craquements nombreux en même temps qu'elle fait constater une grande diminution dans le murmure vésiculaire.

« Pendant environ quatre mois, le sujet est soumis au traitement par l'hypophosphite de chaux.

« Au bout de ce temps, il se dit guéri. Il y a environ six semaines que j'ai eu l'occasion de l'examiner. Je n'ai plus rien constaté du côté de la poitrine. L'embonpoint et la force musculaire sont ce qu'ils étaient avant la maladie. »

Obs. LXII. — « 7° V..., tapissier, âgé de dix-huit ans, tousse depuis environ six semaines. Son expectoration est séreuse ou muqueuse, adhérente au vase. L'oppression est très-forte. Il y a du souffle bronchique intense, simulant un souffle caverneux à s'y méprendre dans les fosses sus-épineuses. L'élasticité et la sonorité de la poitrine sont considérablement amoindries dans le tiers supérieur de la poitrine. Il y a des sueurs nocturnes profuses. L'appétit est presque nul. Tous les soirs il y a des frissons intenses et prolongés que le sulfate de quinine employé une huitaine de jours et l'acide arsénieux sont impuissants à combattre. L'usage des hypophosphites rétablit le malade au bout de six semaines. Je rencontre souvent ce jeune homme. Il me paraît jouir de tous les attributs de la santé. »

Obs. LXIII. — « 8° Madame X..., fermière à Schaerbeek, âgée d'environ quarante ans, mère d'une dizaine d'enfants, est oppressée, tousse depuis quelques semaines, et a eu quelques crachats striés de sang. La percussion accuse un défaut d'élasticité et de sonorité des parties supérieures de la poitrine; l'auscultation ne laisse percevoir aucun bruit anormal bronchique ou pulmonaire, mais bien une diminution considérable du murmure vésiculaire. L'appétit est assez bon ; les règles sont moins abondantes que ci-devant. Médicaments et régime comme chez les malades précédents. Au bout de deux mois, la malade se dit guérie. Ces faits se passaient au printemps de l'an dernier. L'été et l'automne se passèrent sans symptôme morbide. L'hiver ramena une bronchite pour laquelle la malade chercha des remèdes auprès de l'un ou l'autre des paysans au milieu desquels elle vit ou bien auprès de quelque médecin *à urine.* Un de ses parents m'a assuré dernièrement qu'elle est en pleine phthisie pulmonaire. »

Obs. LXIV. — « 9° D..., âgé de vingt ans, d'un tempérament lymphatique, d'une constitution délabrée, est atteint d'une caverne qui doit avoir fait disparaître le lobe supérieur du poumon droit. Les deux autres lobes du même poumon sont farcis de tubercules. Le poumon gauche est légèrement infiltré de la même production pathologique. Il est le siége de râles sibilants, muqueux et de craquements. Le sujet est presque réduit à l'état de squelette. Il y a des sueurs nocturnes, de la fièvre chaque soir. L'expectoration est un mélange de pus, de mucus épais, visqueux, et quelquefois de sérosité assez liquide, presque comme de la salive. Elle est tellement abondante qu'elle emplit en vingt-quatre heures une assiette profonde. L'estomac est paresseux. L'anémie est profonde. A peine reste-t-il au malade assez de force pour faire quelques pas dans sa chambre. C'est à la fin de mai 1864 qu'il est confié à mes soins. Je le soumets au traitement par les hypophosphites. Sous l'influence de ce moyen, D.... parut vouloir revivre. Les forces lui revinrent. Il recouvra de l'embonpoint. La dyspnée devint moindre. Le malade se promène à pied, en ville, pendant tout l'été. Tous les signes stéthoscopiques de la phthisie disparurent du poumon gauche, au point que deux confrères, appelés plus tard en consultation pour le développement d'une laryngite, ne constatèrent, pas plus que moi, de symptômes tuberculeux dans le poumon gauche. L'affection tuberculeuse du poumon droit, arrêtée dans ses progrès pendant les mois de juillet et d'août, reprit sa marche fatale aux premiers froids de septembre et emporta le malade à la fin d'octobre. »

Obs. LXV. — « 10° V...., forgeron, de près de quarante ans, présente exactement les mêmes altérations et les mêmes symptômes, avec l'affaiblissement en moins, que le sujet précédent. Traité de la même façon depuis trois mois, il s'améliore au point qu'il a la confiance entière qu'il est bien près d'être guéri. Il a en effet si bien repris ses forces qu'il peut se livrer à ses rudes travaux, pour ainsi dire, comme par le passé. Malgré l'amélioration qu'il ressent et que je constate, je ne partage pas sa confiance, parce que tout autour de la caverne qui se trouve à la partie supérieure du lobe moyen du poumon droit, je rencontre, chaque fois que je l'ausculte, des râles crépitants et sous-crépitants et des craquements qui m'assurent qu'un travail phlegmastique, ulcératif, opère ces ravages lents et continus dans cet endroit. L'avenir m'apprendra quelles seront les suites de ce travail pathologique. »

Obs. LXVI. — « 11° P..., d'Uccle, maçon, âgé de quarante-cinq ans, est atteint de caverne dans le poumon droit. C'est dans la fosse sus-épinense qu'on en perçoit les signes : le souffle caverneux et la pectoriloquie, et quelquefois le gargouillement caverneux. Il y a des craquements, des râles sous-crépitants et muqueux tout autour de cette caverne. La respiration est beaucoup diminuée dans le sommet du poumon gauche. Le malade est essoufflé au moindre exercice ; il a perdu l'appétit et ses forces musculaires ; il a des frissons le soir et des sueurs nocturnes abondantes. Il a suivi le traitement pendant six semaines. A sa dernière visite, il y a quelques jours, il jouissait en apparence de tous les attributs de la santé. Mais il conserve sa caverne qui fournit chaque matin quelques crachats *épais*, mais, ce n'est là, pour le sujet, qu'un petit détail, dont il fait peu de cas, puisque depuis très-longtemps il toussait et crachait tout autant sans être malade — ses exigences ne sont pas fortes à l'endroit de la santé ! — Il est vrai qu'il n'y a plus, comme chez le malade précédent, de symptômes stéthoscopiques morbides dans le voisinage de la caverne. Je suppose que c'est là une circonstance favorable qui permettra au patient, sauf accident, de voir son existence se prolonger encore. Quant au poumon gauche, je n'y ai plus rien constaté de morbide à mon dernier examen. »

Obs. LXVII. — « 12° V..., rentier, âgé de la soixantaine, a été dans le même cas que les trois sujets précédents. Il y a trois ans que je le connais et que de temps à autre je lui donne des soins. La caverne siége ici à gauche. Le poumon droit est redevenu et est resté sain jusqu'aujourd'hui. Mais la caverne a fait disparaître le poumon gauche tout entier. Le malade expectore parfois des quantités incroyables de pus. On entend dès lors un souffle amphorique immense s'étendant de la base au sommet de la poitrine à gauche, tant sur le plan antérieur que sur le plan postérieur. Le côté gauche du thorax a perdu la moitié de sa capacité par l'aplatissement et la rentrée des côtes. Le côté droit, au contraire, a pris de l'ampleur ; il s'est hypertrophié. Il y a six semaines, il est survenu de la diarrhée, de l'œdème aux pieds, et un amaigrissement profond. J'avais cru voir là des indices certains d'une fin prochaine. Je me suis trompé. Le sous-nitrate de bismuth et la morphine ont arrêté promptement la diarrhée. Le quinquina, le fer et un bon régime ont fini par rendre des forces et du sang au malade. On ne peut assigner un terme où cette existence finira, si l'affection pulmonaire se charge seule d'amener le fatal dénouement. Le sujet a suivi, pendant environ huit mois consécutifs, le traitement par les hypophosphites. Après quoi, il l'a abandonné et repris suivant les besoins du moment et mes indications. »

Obs. LXVIII. — « 13° V...., officier de cavalerie, est tuberculeux depuis un temps que je ne puis préciser. Il y a près de quatre ans que je le connais. A l'époque où j'ai été appelé à le soigner, il était atteint d'une caverne assez vaste pour contenir un petit œuf au sommet du poumon droit. Il se trouvait dans la même position que les Nos 8, 9, 10 et 11, avec une laryngite chronique en plus. Il a eu des hémoptysies répétées et de longue durée. Soumis au même traitement, il a vu sa position s'améliorer notablement. Le poumon gauche m'a paru sain, lorsque je lui rendis ma dernière visite, il n'y a que peu de temps. Je l'ai rencontré marchant en ville d'un pas léger, il y a quelques jours. Il a conservé assez d'embonpoint pour laisser ignorer les désordres dont sa poitrine est le siége. »

Obs. LXIX. — « 14° Mademoiselle P..., âgée de vingt-cinq ans, couturière, portant tout autour du cou un collier cicatriciel, dénotant un tempérament profondément scrofuleux, était atteinte, il y a trois mois, d'une caverne à droite et d'une bronchite tuberculeuse générale. A la même époque, elle cracha le sang abondamment pendant plusieurs jours. Inutile de parler de son état général : il était délabré. Sous l'influence de l'hypophosphite de chaux, la plus grande partie des poumons fonctionne aujourd'hui comme à l'état sain. L'organisme a repris des forces et un embonpoint simulant un état de santé satisfaisant. La malade espère guérir assez prochainement. Je partagerais volontiers son espoir, n'était la caverne qui fait des progrès lents, mais continus. »

Obs. LXX et LXXI. — « 15° et 16° Madame B..., de Rouquières, et Mademoiselle L..., de Laeken, âgées de vingt-cinq et vingt ans, présentant l'une et l'autre les mêmes symptômes de tubercules pulmonaires : amaigrissement, frissons erratiques répétés plusieurs fois par jour, surtout vers le soir; sueurs nocturnes profuses; œil excessivement brillant; peu ou point d'appétit : langue jaunâtre; digestions pénibles; dyspnée à ne pouvoir faire quatre pas sans essoufflement, dyspnée qui n'est pas en rapport avec le peu d'altérations pulmonaires constatables et qui doit plutôt dépendre de l'atonie des muscles respirateurs ; diminution d'élasticité et de sonorité de la poitrine ; douleurs vagues dans les parois thoraciques ; sentiment d'un poids pesant lourdement sur le devant dn thorax ; aucun bruit anormal, sauf çà et là quelques râles sibilants à l'auscultation ; diminution du murmure respiratoire ; expectoration de quelques crachats muqueux chaque matin ; menstrues régulières, peu abondantes ; pas de souffle au cœur ni dans les gros vaisseaux. L'hypophosphite, administré pendant dix mois chez la première et pendant trois mois chez la seconde, amena une amélioration considérable dans l'état général, l'appétit, l'embonpoint et les forces. La dyspnée diminue sans disparaître tout à fait. L'expectoration n'est que sensiblement améliorée, en ce sens que les crachats ne sont plus aussi nombreux. La poitrine reste peu sonore et peu élastique. Bref, après un long traitement, ces deux malades vont mieux, mais sont loin d'être guéries. »

Obs. LXXII. — « 17° D..., boucher, âgé d'une trentaine d'années, me consulte au commencement de 1864. Il présente les symptômes suivants : dyspnée considérable, toux, expectoration séro-muqueuse, filante, visqueuse, ou muqueuse et grasse ; quelques stries sanglantes ; diminution de sonorité et d'élasticité, surtout dans les régions supérieures de la poitrine ; râles sibilants et muqueux ; souffle bronchique dans certains points ; diminution générale du murmure vésiculaire ; pommettes saillantes très-colorées ; yeux très-brillants, complétement vitreux ; sueurs nocturnes ; perte abondante des cheveux ; peu d'appétit ; goûts capricieux ; digestions laborieuses. Je soumets ce sujet à l'usage de l'hypophosphite calcique pendant environ trois mois. Au bout de ce temps, tous les symptômes se sont considérablement améliorés, au point que, pendant l'été, le malade s'est cru guéri. Il avoue toutefois qu'il contracte facilement un rhume. L'hiver rigoureux que nous venons de traverser ne lui a cependant pas été fort contraire. Il a repris le traitement durant la rude saison. Il y a peu de jours que je l'ai revu. Il jouit d'une santé satisfaisante, dont il paraît enchanté. Il conserve néanmoins des tubercules à l'état de crudité. »

Obs. LXXIII. — « 18° D..., âgé d'environ trente ans, ouvrier au chemin de fer, a eu, il y a trois ans, plusieurs hémoptysies excessivement abondantes, qui l'ont rendu exsangue à diverses reprises. Il avait les deux poumons littéralement farcis de tubercules. Ceux-ci avaient envahi la moitié supérieure des organes respiratoires. Soumis, pendant environ six mois consécutifs d'abord, puis de loin en loin pendant quinze jours, pendant un mois, au traitement par l'hypophosphite calcique, D... a vu sa position considérablement s'améliorer, à tel point qu'il supporte aujourd'hui des travaux pénibles, lui que l'administration des chemins de fer a mis à la pension après que ses médecins eurent constaté chez lui une incapacité absolue de pouvoir reprendre jamais son travail. Il n'est cependant pas guéri. Il tousse, il expectore encore. Il conserve sous la clavicule droite un assez large espace tuberculeux, complétement dépourvu d'élasticité et de sonorité, où l'air pénètre peu et qui est le siége de craquements très-appréciables. Dans le reste de la poitrine, je n'ai guère constaté, il y a environ un mois, de diminution du murmure respiratoire. »

Obs. LXXIV. — « 19° D..., âgé de la cinquantaine, ébéniste, présente tous les symptômes d'un individu atteint de tubercules au premier degré. Je lui ai donné, pendant six semaines, les mêmes médicaments qu'au sujet précédent. J'ai dû, pendant cet intervalle, les suspendre bon nombre de fois, parce que, après trois ou quatre jours d'administration, soit coïncidence, soit à cause de l'usage de l'hypophosphite, le sujet était chque fois pris d'hémoptysie. Cet accident s'est représenté trois fois. Ayant appris qu'un confrère assistait le patient pendant les derniers jours que je le visitai, je l'abandonnai et le perdis de vue. »

Obs. LXXV. — « 20° L..., jeune homme de vingt ans, blond, lymphatique, présentait deux poumons remplis, de la base au sommet, de tubercules au second degré, il y a environ huit mois : sueurs nocturnes, frissons, embarras gastrique, anorexie, vomissements, toux, expectoration épaisse, abondante ; matité absolue au sommet des deux poumons, diminution de sonorité et d'élasticité à la partie moyenne et à la base ; râles sibilants, muqueux, sous-crépitants ; l'affaiblissement est tel, que le sujet peut à peine venir de chez lui chez moi ; la distance n'est que de 300 mètres. Depuis huit mois, il prend l'hypophosphite calcique. Plus de la moitié du tissu pulmonaire est redevenu perméable à l'air. Le malade a bon appétit. Il a repris de l'embonpoint ; il franchit un escalier sans trop de gêne. Il n'a presque plus de sueurs la nuit. Il tousse et expectore encore. Je compte peu sur une guérison, bien que je ne puisse encore constater de caverne. »

Obs. LXXVI. — « 21° L..., musicien, vingt-cinq ans environ, présente des cavernes et des urines tellement albumineuses, que je lui soupçonne des tubercules dans les reins. L'hypophosphite calcique, administré pendant six semaines, n'a produit aucun effet, soit bon, soit mauvais. Le sujet est mort dans le marasme. »

Obs. LXXVII. — « 22° Madame M..., âgée d'environ vingt-cinq ans, adonnée aux boissons spiritueuses fortes, est atteinte de nombreux tubercules pulmonaires au premier degré. Elle est soumise pendant deux mois à l'hypophosphite de chaux sans aucun résultat. Au bout de ce temps, elle est prise d'une méningite tuberculeuse lente, qui, malgré un traitement antiphlogistique et mercuriel très-actif, enlève la patiente après une quinzaine de jours de souffrances. »

Obs. LXXVIII. — « 23° X..., femme de chambre, âgée de trente-sept ans, lymphatique au possible, était atteinte, il y a quinze mois, de tubercules au premier degré, répandus en masse dans le lobe supérieur des deux poumons. Sa position s'améliora considérablement pendant environ trois mois à la suite de la prescription d'hypophosphite. Elle *suspendit* le traitement pendant l'été qu'elle passa à la campagne. Lorsque je la revis au cœur de l'hiver, elle était atteinte de cavernes qui ne firent que grandir, malgré l'hypophosphite que je lui avais fait reprendre. La mort arriva à la suite des progrès de la consomption et d'une entérite tuberculeuse que je fus impuissant à combattre. »

Obs. LXXIX. — « 24° H..., négociant, âgé de vingt-huit ans. L'histoire de ce malade est la même que celle du sujet précédent, n° 23. Toutefois, au début de ce traitement, H... n'avait qu'un poumon malade, c'était le droit. Il s'est cru guéri pendant plus de six mois, tout l'été dernier. Lorsque je le revis à la fin de l'hiver, des cavernes, une laryngite tuberculeuse, une entérite de même nature, une fistule à l'anus, des abcès dans la région hyoïdomaxillaire éloignèrent de moi toute idée de traitement curatif. Je fis de la médecine du symptôme. Le malade succomba dans le marasme. »

Obs. LXXX. — « 25° V..., jeune fille de vingt-cinq ans, est atteinte de tubercules au premier degré dans les deux poumons. Durant cinq à six mois qu'elle prend l'hypophosphite, malgré la saison d'hiver, elle éprouve une amélioration évidente et dans les poumons et dans son état général. *Depuis un an elle a suspendu toute espèce de traitement*, elle a eu des hémoptysies et le poumon gauche est devenu le siége d'une caverne immense que j'eus l'occasion de constater il n'y a pas longtemps, lorsque je fus appelé pour combattre une névralgie intermittente du trijumeau. »

Obs. LXXXI, et LXXXII. — « 26° et 27° B... et L..., célibataires, âgés l'un de vingt-sept ans, l'autre de vingt-cinq, sont atteints l'un et l'autre de tubercules au premier degré. Ces productions morbides, peu abondantes d'abord, sont disséminées çà et là dans les deux poumons. L'auscultation et la percussion ne révèlent pas grand'chose du côté de la poitrine, si ce n'est quelques râles sibilants dans des points peu fixes. L'usage de l'hypophosphite calcique n'empêche nullement la maladie de faire des progrès rapides. Des tubercules nouveaux se produisirent dans les deux poumons en telle abondance que les patients succombèrent, le premier au bout de deux mois, le second au bout de six mois, plutôt à l'asphyxie qu'à la fonte tuberculeuse. Je n'ai jamais pu constater de cavernes ni chez l'un, ni chez l'autre sujet. L... fut longtemps soumis à la gymnastique musculaire électrique par un spécialiste en même temps qu'à mon traitement. »

Obs. LXXXIII.—« 28° Sch..., boucher, est atteint dans les deux poumons de tubercules au premier degré; râles sibilants et muqueux dans les deux tiers supérieurs de la poitrine; souffle bronchique dans la fosse sus-épineuse gauche; matité dans cette région; diminution de sonorité et d'élasticité sous les clavicules. Expectoration muqueuse tantôt filante, tantôt épaisse. Il y a des sueurs nocturnes. L'amaigrissement est très-prononcé. Il existe une laryngite occasionnant parfois une telle raucité, que la voix est presque éteinte. Je soumets depuis quatre mois le sujet à l'hypophosphite de chaux, au benjoin, au bromure de potassium de temps à autre, pour diminuer la sensibilité du larynx que je cautérise de huit en huit jours, avec une solution au 1/8 ou au 1/4 de nitrate d'argent. Le 4 mai, où j'écris cette observation, j'ai revu le patient. La respiration se fait dans tout le tissu pulmonaire. Les lobes inférieurs sont sains. Les lobes supérieurs me paraissent admettre l'air avec facilité. Çà et là on entend encore un râle sibilant ou muqueux. Mais il n'y a plus de souffle et la sonorité est améliorée. Le malade ne fait plus que quelques crachats par jour, lui qui aurait empli une assiette il y a quatre mois. Aujourd'hui le larynx est presque guéri, ce doit être là un des meilleurs indices que les poumons sont en meilleur état. La voix était aussi claire qu'elle l'a jamais été. »

Obs. LXXXIV, LXXXV, LXXXVI, LXXXVII. — « 29°, 30°, 31°, 32° R..., marbrier, âgé de dix-huit ans; De..., cuisinier, vingt-deux ans; T..., couturière, trente-quatre ans; V..., hôtelier, quarante ans, ont tous des tubercules au premier et au deuxième degré. Tous prirent l'hypophosphite calcique, pendant des mois entiers, sans en ressentir aucun effet, ni bon, ni mauvais. L'affection tuberculeuse a marché comme si elle n'avait nullement été traitée. »

Obs. LXXXVIII, LXXXIX, XC, XCI, XCII, XCIII, XCIV, XCV, XCVI et XCVII. —« 33°, 34°, 35°, 36°, 37°, 38°, 39°, 40°, 41° et 42° Vient enfin une série de dix sujets âgés de dix-huit à soixante-cinq ans, tous atteints de cavernes plus ou moins vastes et offrant les symptômes plus ou moins marqués de la phthisie tuberculeuse arrivée au troisième degré de son évolution. Chez tous, l'usage de l'hypophosphite calcique fut suivi d'une aggravation rapide de tous les symptômes. Les symptômes réactionnels surtout me parurent augmenter d'intensité. C'était la preuve d'un travail d'ulcération et de suppuration plus actif. J'ai été convaincu qu'en continuant l'administration du médicament, je devais hâter la terminaison funeste. Je suspendis donc l'hypophosphite, et je fis de la médecine palliative jusqu'à la mort de ces malheureux. »

« Afin de faire saisir d'un seul coup d'œil les résultats obtenus auprès des quarante-deux malades dont je viens de tracer l'histoire à grands traits, je vais indiquer, dans un tableau, l'époque où je les ai connus, le degré de leur affection, la durée du traitement avec le résultat qu'il a procuré.

N°	Tuberculeux au 1er degré.			
1.	Il y a 18 mois,	traité pend.	3 mois,	guéri sans récidive dep. 15 mois.
2.	— 5 —	—	6 sem.,	— — 14 sem.
3.	— 5 —	—	3 mois,	— — 2 m.
4.	— 2 ans ½,	—	3 mois,	— —plus de 2 ans.
5.	— 1 an ½,	—	3 mois,	— — 15 m.
6.	— 20 mois,	—	4 mois,	— — 16 m.
7.	— 1 an,	—	6 sem.,	— — 10 m.
8.	— 1 an,	—	2 mois,	guérie en appar. il y a 10 m.; cessation du traitement, récidive.
15.	— 1 an,	—	10 mois,	amél. progressive, pas enc. guér.
16.	— 6 mois,	—	3 mois,	amél., perdue de vue dep. 3 mois.
17.	— 15 mois,	— —	3 mois, une 1re fois 2 mois, une 2e fois	amélioration, pas de guérison.
18.	— 3 ans,	—	6 mois et plus,	grande amél., pas guéri.
19.	— 15 mois,	—	6 sem.,	traitement nuisible.
22.	— 1 an,	—	2 mois,	sans résult., mort de méningite.
23.	— 15 mois,	—	3 mois,	amélioration, cessation du tr., m.
24.	— 15 mois,	—	6 mois,	presque guérison, cessation du traitement, rech., mort.
25.	— 2 ans ½,	—	6 mois,	amél., susp. du trait., reprise et progr. de l'affect., cavernes auj'

26. — 3 ans, — 4 mois, sans résultat bon ou m., mort.
27. — 4 ans, — 1 mois, id. id. id.
28. — 6 mois, — 4 mois, gr. amél. faisant espérer la guér.

29-32. Tuberculeux aux 1er et 2e deg., traités depuis 2 à 6 mois, sans résultat bon ou mauvais.

20. Il y a 8 m., tuberculeux au 2e degré, traité depuis 8 mois, amélioration considérable, peu de ch. de succès.

21.	10 mois,	—	3e deg., traité pend. 2 mois, sans rés., mort.		
9.	1 an,	—	1er deg. à gauc. 3e deg. à droite	—4 mois,	guéri dans le p. gauc., amélioré dans le p. droit, aggrav. conséc. Mort.
10.	3 mois,	—	1er deg. à gauc. 3e deg. à droite	3 mois, amélioration.	
11.	2 mois,	—	1er deg. à gauc. 3e deg. à droite	6 sem., amél., se croit g.	
12.	3 ans,	—	1er deg. à droite 3e deg a gauc.	3 ans,	plus de poum. g. guéri à droite.
13.	4 ans,	—	1er deg. à gauc. 3e deg. à droite	traité à div. reprises.	guér. à g. amél. à dr.
14.	3 mois,	—	1er deg. à gauc. 3e deg. à droite	amélioration., toutef. la caverne grandit.	

33 à 42. Tuberculeux au 3e degré, voient s'aggraver rapidement leur position sous l'influence du traitement.

« D'après les faits que je viens d'analyser, il résulte que l'hypophosphite calcique m'a rendu des services dans la phthisie pulmonaire. Je suis loin de faire de ce médicament le spécifique de cette redoutable affection, mais il n'en est pas moins constant, *qu'il m'a procuré un nombre de guérisons que tous les traitements envieront sans doute.* Je recommande donc ce médicament aux praticiens contre la tuberculose pulmonaire *à tous les degrés.* »

XXVI

Extrait d'une Revue critique de l'ouvrage du docteur Churchill, *sur la phthisie pulmonaire*, publiée dans *le Medical Times*, de Londres, *du* 23 *décembre* 1865, par le **docteur Stone**, médecin de l'*Hôpital des phthisiques de Brompton*, à Londres.

« Il y a quelques années les hypophosphites éclatèrent sur le monde comme la panacée de la plus fréquente de toutes les maladies. On les essaya à la hâte, d'une façon incomplète et l'on s'empressa de les abandonner. On s'était trop pressé de conclure. Il se produit tous les jours des faits positifs qui doivent nous faire revenir sur ces premières conclusions. Entre autres, nous citerons le mémoire du docteur Tirifahy. « Il n'y a pas », dit ce praticien, « de médication qui n'envierait les résultats que j'ai obtenus au moyen des hypophosphites ». *Nous pouvons assurer de la manière la plus positive que cette opinion est aujourd'hui confirmée par l'expérience des observateurs anglais les plus compétents.* »

XXVII

Extrait d'un article sur la phthisie pulmonaire, publié dans le journal *le Scalpel*, décembre 1865, par le **docteur Henri van Holsbeck.**

« En 1858, j'avais publié ce qui suit dans le *Journal de Médecine de Bruxelles*, à propos du traitement des maladies de poitrine chez les ouvriers typographes : « Nous avons tenté tous les moyens préconisés, voire même l'hypophosphite de soude du docteur Churchill, et jamais nous n'avons obtenu de guérison solide. » Eh bien, nous devons à la vérité de déclarer que depuis cette époque nous prescrivons quotidiennement les hypophosphites, que *nous avons déjà enregistré plusieurs guérisons radicales obtenues à l'aide de ce précieux remède* qui nous procure presque *constamment* des améliorations extrêmement encourageantes. Nous reconnaissons aux hypophosphites une action incontestable pour guérir la phthisie. »

XXVIII

CONCLUSIONS

De ce qui précède, ainsi que de la série de faits plus nombreux qui se trouvent rapportés dans mon ouvrage déjà cité, on est en droit de tirer les conclusions suivantes :

1° La phthisie pulmonaire *à tous les degrés*, peut être guérie par l'emploi des hypophosphites. (Voy. pp. 44, 58, 59, 63, 74, 80, 155, 163.)

2° L'action des hypophosphites contre les symptômes de la maladie est tellement marquée que la plupart des observateurs en ont été en quelque sorte frappés d'étonnement, ainsi que le témoignent les expressions mêmes dont ils se sont servis, telles que guérison rapide et radicale (p. 35); effet admirable (p. 44, 46); pas d'insuccès (p. 51); la thérapeutique a réalisé une grande conquête (p. 60); des effets si avantageux que les hypophosphites sont le meilleur moyen de combattre la phthisie (p. 60); les effets les plus extraordinaires (p. 69); résultats surprenants (p. 74); action d'une rapidité surprenante (p. 76); résultats probants et décisifs (p. 80); améliorations étonnantes (p. 120); précieux remède (p. 165).

3° La pureté des hypophosphites est la condition première et indispensable de cette action (pp. 18, 33, 48, 51, 59, 75).

4° Les contradictions apparentes qu'on remarque dans les résultats obtenus quelquefois par le même observateur tiennent, ainsi que je l'avais indiqué il y a déjà longtemps, à ce qu'on n'a pas pris soin de s'assurer :

a que le remède employé pour les différents malades était le même dans tous les cas, et surtout qu'il fût pur;

b que le malade était encore dans les conditions de curabilité nécessaires à la réussite du traitement;

c que l'action *physiogénique* n'a pas été dépassée;

d que le traitement n'a pas été suspendu trop tôt.

5° L'exagération du traitement ou sa cessation prématurée est en effet, comme je l'avais indiqué et comme on a pu le voir par plusieurs exemples frappants, une cause fréquente d'insuccès. (Voy. pp. 32, 45, 47, 48, 59, 62, 66, 67, 115, 116, 117, 159, 160.)

6° Enfin, ce qui prouve que les réussites ou les insuccès dépendent de ces diverses conditions, c'est que des praticiens qui avaient d'abord tout à fait échoué, ont pu ensuite, éclairés par l'expérience, obtenir des succès complets.

TABLE DES MATIÈRES

PREMIÈRE PARTIE

DEUXIÈME PARTIE

OBSERVATIONS, MÉMOIRES, RAPPORTS ET DOCUMENTS SUR LES HYPOPHOSPHITES.

FIN DE LA TABLE.

DU MÊME AUTEUR

De la cause immédiate de la phthisie pulmonaire et des maladies tuberculeuses, et de leur traitement spécifique par les hypophosphites, d'après les principes de la médecine stœchiologique. Deuxième édition. 1 vol. in-8 de près de 1000 pages. Paris, Victor Masson et fils, 1864.

Du moyen de prévenir la phthisie par l'emploi des hypophosphites. Paris, 1859.

On the Prevention of Consumption by the use of the hypophosphites. London, 1859.

Recherches sur le traitement des maladies respiratoires, de nature non tuberculeuse.

Essai d'une pathologie et d'une thérapeutique stœchiologiques.

D'un nouveau mode de traitement des maladies organiques du cœur et des gros vaisseaux.

PARIS. — IMPRIMERIE DE VICTOR GOUPY, RUE GARANCIÈRE, 5.

www.ingramcontent.com/pod-product-compliance
Ingram Content Group UK Ltd.
Pitfield, Milton Keynes, MK11 3LW, UK
UKHW031850260826
14628UKWH00002B/692

9 782019 661953